名中医传承

陈宁刚皮肤病诊治学术经验辑要

主　编　陈宁刚　叶静静
副主编　李　梅　张　恋

上海科学技术出版社

图书在版编目（CIP）数据

名中医传承 ：陈宁刚皮肤病诊治学术经验辑要 / 陈
宁刚，叶静静主编. —— 上海 ：上海科学技术出版社，
2024.1
ISBN 978-7-5478-6428-9

Ⅰ．①名… Ⅱ．①陈… ②叶… Ⅲ．①皮肤病—中医
临床—经验—中国—现代 Ⅳ．①R275

中国国家版本馆CIP数据核字（2023）第224319号

本书出版受以下项目资助：

宁波市陈宁刚名中医药专家传承工作室三年建设项目
宁波市第四轮重点学科中西医结合外科学（Z04）建设项目
宁波市"科技创新2025"重大专项：甬派中医"严氏外科"理论指导下的变态反
应性皮肤病防治策略研究

名中医传承：陈宁刚皮肤病诊治学术经验辑要

主　编　陈宁刚　叶静静

副主编　李　梅　张　恋

上海世纪出版（集团）有限公司
上海科学技术出版社　出版、发行
（上海市闵行区号景路159弄A座9F-10F）
邮政编码201101　www.sstp.cn
上海光扬印务有限公司印刷
开本889×1194　1/32　印张8　插页8
字数：235千字
2024年1月第1版　2024年1月第1次印刷
ISBN 978-7-5478-6428-9/R·2899
定价：88.00元

内容提要

　　本书系宁波市名中医陈宁刚主任近 30 年皮肤病临床学术经验和研究成果汇总，共分为六篇。流派篇介绍甬派中医外科的发展概述、诊治特色等；痤疮篇、痒疹篇、带状疱疹篇、银屑病篇及其他篇分别汇总特色中医综合疗法及中西医结合治疗不同类型皮肤疾病的研究成果，并辅以典型病案介绍。全书完整、系统地再现了陈宁刚主任的皮肤病临床诊疗思维与特点。

　　本书的出版能够帮助广大皮肤病临床工作者、中医药文化爱好者及医美相关职业技术人员学习名中医临床经验和学术思想，并在皮肤病诊治及相关医疗领域中传承、提高、开拓。

编 委 会

中医药对皮肤病的记载十分久远，早在公元前14世纪，殷墟甲骨文中就有"疕""疥"等描述。《周礼·天官》中将医生分为疾医、疡医、食医、兽医四大类。皮肤科则隶属于外科（古称"疡医"）之中。早在唐代，四明（今浙江宁波）名医陈藏器所著的《本草拾遗》就有鸭跖草可以治疗"疗肿"记载。宁波地处沿海，具独特的地理位置，宁波的医生在治疗外科、皮肤科方面积累了丰富独到的经验。然因年深久远，简乱牍残，许多珍贵史料难复觅见，更鲜有四明外科、皮肤科专著。甬派中医外科亟须有志者对其发掘整理，使前人宝贵经验薪尽火传。今有幸阅此专著，宁波市名中医陈宁刚主任中医师领衔的专家团队深入研究甬派中医在外科、皮肤科方面的诊疗用药经验，实乃甬派中医之幸事。甬派中医外科学术经验传承千年，值得我们不断传承、创新、发展，这是时代赋予的使命。相信甬派中医外科定会重绽光辉，像海派、岭南流派中医外科一样，为人们所熟知。

我国有辉煌灿烂的传统文化史和历久弥新的中医学，自中华人民共和国成立以来，我国政府积极推进中西医学优势互补、共同进步，卓有成效。《外科正宗》曰："医之别内外也，治外较难于治内何者？内之症或不及外，外之症则必根于其内也。"如何明晰皮肤病的发病原因、发病机制与"有诸内者，必形诸外"和一些疑难病例，仅具常规的思路与方法还不够，须遵循传统医学的理论与思维，并参合现代科学技术的理论与方法，进一步拓展思路，治病求本、外病内治，才能抓住辨治疾病的本源。本书的编排以皮肤病病种临床研究结合临床案例层层展开，由源及流，发微道隐，颇助临床思路的启发与拓展，体现了学科原创的优势和特色，使读者容易理解和掌握。

陈宁刚主任中医师于1996年从浙江中医药大学毕业后进入宁波市中医院皮肤科就职，秉承"传承、创新、发展"的理念，勤求古训，领悟贯通，学贯中西，积累了深厚的临床、科研、教学经验，成为甬派中医皮肤科领域的翘楚。本书以陈宁刚主任中医师从医以来的临床研究为切入点，系统总结了陈宁刚主任中医师与其带领的专家团队，在皮肤病诊疗中的工作经验。观其内容，简明扼要又不乏翔实，贴切实用，条分缕析，对当今皮肤科临床工作者大有裨益。有感于此，特为之序。

全国老中医药专家学术经验继承工作指导老师

浙江省名中医

崔　云

癸卯仲秋上浣于甬上

序 二

　　中医药强调"天人合一"的世界观，强调重视天、地、人三者的和谐，在长期医疗实践中形成了具有浓郁地域特征的医学流派，其学术思想的传承、发展，造就了一代代中医名家和可以继承的学术经验，为广大患者提供高质量的中医药服务，为维护百姓健康做出了重大贡献。

　　中医历来要求从业者除了具备高超的诊疗技术，同时还要具备济世救人的崇高情怀，即所谓"术精岐黄体天下，德重杏林济世人"。余素与陈宁刚主任交厚，深知其为学刻苦钻研、兼收并蓄，为医精益求精、追求至善，为师诲人不倦、甘当人梯，充分发挥学术带头人的引领作用，带领学科在服务社会、人才培养、科学研究等方面取得了长足进步，建成了良好的学科团队，形成了一定的社会美誉度。

　　陈宁刚主任作为宁波市名中医，认真落实"陈宁刚宁波市名中医传承工作室"建设工作，重视名中医学术继承人的培养、临床经验总结和学术经验传承，经数年努力，形成了《名中医传承：陈宁刚皮肤病诊治学术经验辑要》一书，全面总结了其近30年中西医结合防治皮肤病的诊疗经验，重点介绍了皮肤病临床诊疗思维特点、中医外治法等，体现了"授人以渔"的培养思路，也体现了本书的价值。

　　在著作即将付梓之际，为让更多的皮肤病从业者知晓，故不揣浅陋，特为之序。

浙江省第十批名中医

曹　毅

中医药学赖以生存和发展的基础是临床疗效,总结名中医学术经验,提高临床疗效已成为中医药学发展的关键。名中医或秉家学祖业,或宗师门绝技,或博采众学自成一家,具有扎实的中医传统理论功底和深厚的临床经验积累,他们在长期的医学实践中积累临床经验之精华——传世良方与治疗技术,反映了名中医独具匠心的治疗思路和学术经验。对名中医学术经验的传承是中医药学发展与创新的重要工作,若能对此归纳总结,使之广布于大众,必将垂范后学,提高临床医生的诊疗水平,丰富中医临床治疗学,并造福广大患者。

随着社会经济的发展,皮肤病这类临床常见病、多发病,常损害患者容貌,更影响患者身心健康,越来越引起人们的重视。如何发挥中西医各自优势,对皮肤病进行有效诊治,是皮肤科工作者应该关注的问题。西医作用机制比较明确,注重局部;中医注重整体观念,强调辨证施治,两者各有优势。宁波市名中医陈宁刚主任不仅传承甬派中医外科学术经验的精华,而且通过自己长期的临床实践结合现代诊疗技术,形成了独特的学术思想与临床经验。我们在学术会议期间经常讨论,在新时代背景下,中医皮肤科医生在吸取前人经验基础上,怎样对中医皮肤科诊疗技术的创新。例如对湿疹、皮炎的刺络拔罐或火针疗法能快速止痒,消除皮损,效如桴鼓,大大提高了疗效。充分体现中医的简、便、效、廉的特色与优势。

陈宁刚名中医工作室工作成员全面、系统整理了陈宁刚主任的学术思想、临床经验、医案、医话，总结其中医与中西医结合治疗皮肤病的特色，特别是中医外治疗法，有较高的临床与学术价值。希望本书对皮肤科以及相关工作人员提高诊疗效果有参考与帮助。

浙江省名中医

陈志伟

前　言

中医药学是我国优秀民族文化中的瑰宝,为中华民族的繁衍生息做出了重大贡献。中医药是国家的瑰宝,是打开中华文明宝库的钥匙。近年来,国家大力发展中医药事业,对中医药继承和发展持积极鼓励和促进态度,在这种大环境下,中医药的发展呈良好势头,各省市涌现了一批批名中医。名中医是中医药学知识体系中主要的智力资源,对名中医学术经验的传承是中医学术发展与创新的重要手段,是提高我国卫生健康保障水平和发展中医药学术的重要支撑。

名中医经验传承的内容,包括"道""法""术"的传承。传承的重点在于名中医学术思想与经验的传承。古语云:"事必有法,然后可成。"名中医学术经验的传承工作需要科学方法。全面传承和研究名中医的临床经验和学术思想,让更多的年轻中医充分学习和继承显得尤为重要。他们的学术思想和临证经验是中医药学术特点、理论特质的集中体现,开展名中医学术思想、经验传承研究具有十分重要的意义。我们认为,师古是医之基础、根本,但又能不拘执于古人之成法,切不可照搬古法、古方,遣方用药应临证化裁。正如费伯雄曰:"师古人之意,而不泥于古人之方,乃善学古人也。"

陈宁刚主任中医师为宁波市名中医,甬派中医外科"严氏外科"第四代传承人,宁波市中医院中西医结合外科学后备学科带头人,现任中华中医药学会皮肤科分会委员,浙江省中医药学会皮肤科分会副主任委员,浙江省医学会皮肤病学分会委员,浙江省中西医结合学会皮肤性病专业委员会委员，宁波市医学会皮肤病学分会副主任委员，宁波市中西医结合学会皮肤性病学专业委员会副主任委员，宁波市中医药学会理事。陈宁刚主任已从事皮肤病的诊疗工作近 30 年，仁心仁术，致力于皮肤病的中医药治疗方法研究，重视名中医学术继承人的培养，积极探索"以师带徒"及"确有所长专科人才"等培养模式，将其学术思想、临床经验倾囊相授，使其对皮肤病的独特理论观点及治疗技术得以薪火相传、根深叶茂。

自"陈宁刚名中医传承工作室"成立以来，工作室成员通过跟师学习、临床资料的回顾性分析以及整理陈宁刚主任的论文、著作、医案、医话等文献资料，并结合对其进行的访谈，由其本人对临证经验进行修正、提炼与升华，汇总成册，以利后辈继承、学习、运用、创新，促进中医药事业的进一步发展。

本书分六个章节，全面阐述并剖析了名中医陈宁刚近 30 年来对皮肤病诊治的独特理论观点及临床观察研究结果，总结中西医治疗方法在皮肤病方面的特色结合，介绍了陈宁刚主任代表性的中医外治法，并有典型病案完整体现陈宁刚主任的临床诊疗思维与特点，供读者借鉴及参考。

在本书的编写过程中，我们本着"如切如磋，如琢如磨"的态度，反复推敲，倾心尽力，但难免存在疏漏和不足，诚望广大读者斧正补充！精益求精、不断提高是我们由衷的心愿。

陈宁刚名中医传承工作室

目　录

1

第六章　其他篇

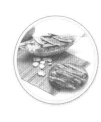

第一章 流派篇

甬派中医外科发展概述

甬,即宁波,地处东南沿海,具有悠久的历史积淀和深厚的中医底蕴。甬派中医指在宁波地区从事医事活动的医生总称,是一支以地域范畴命名的中医流派。2021年2月,浙江省宁波市中医药大会明确指出,要努力打造甬派中医药的金字招牌。现分时期对甬派中医外科学术发展做一概述。

新石器时期

距今7 000年前的新石器时期是甬派中医外科的滥觞时代,亦是整个浙派中医外科发展的肇端,在中国中医外科史上也有着不可磨灭的意义。远古时期,先民为了生存,不得不与恶劣的自然环境抗衡、与野兽猛禽搏斗,加之部落间频繁战争,使得外科病的发生极其常见。浙江余姚河姆渡遗址发掘出穿山甲、芡实、酸枣、海金沙、薏仁、旱莲木等大量动植物药材,还发现了骨锥、骨针等骨器,尤其是有些无眼的针具,据考证,极可能是医疗用具,用于砭刺、放血排脓和简单的外治操作。

唐五代时期

四明(今浙江宁波)陈藏器《本草拾遗》被李时珍赞誉为"博极群书,精核物类,订绳谬误,搜罗幽隐,自《本草》以来,一人而已",该书非常重视外治,首载鸭跖草、温泉水、轻粉等药物,指出鸭跖草主"疗肿""小儿丹毒""蛇犬咬""痈疽"等毒，硫黄"主诸疮病，水亦宜然，水有硫黄臭，故应愈诸风冷为上"，还发现"草蒿烧为灰，淋取汁，和石灰，去息肉"，将无机碱用于外科息肉治疗。唐代内外交流频繁，一些外来药物的传入充实了外科选药，如陈藏器记载"质汗"治"金疮伤折，瘀血内损，补筋肉，消恶血，下血气，妇人产后诸血结，腹痛内冷不下食。并以酒消服之，亦敷病处"。日华子著《日华子诸家本草》，汇聚了诸多外科用药，如苦楝皮"治游风热毒，风疹恶疮疥癞"，黄芩"疗疮，排脓。治乳痈，发背"，丹参"排脓止痛，生肌长肉"，疗"恶疮疥癣，瘿赘肿毒，丹毒"，羊蹄根"治癣，杀一切虫，肿毒，醋摩贴"，蛇床子"去阴汗、湿癣、齿痛、赤白带下。煎汤浴大风身痒"等。

宋金元时期

宋嘉定丙子年，温大明辑《助道方服药须知》，后改名《温隐居海上仙方》，分述 77 种病证，涉及金创出血、口疮、小儿疮疹、痔疮等许多外科病，因机症药切实，如运用硫、矾外治酒渣鼻。鄞县魏岘在《魏氏家藏方》首提枯痔法治疗痔疮，将砒、矾、朱砂、斑蝥、巴豆置于痔核表面，借药物腐蚀、收敛之性，促进局部坏死、干枯脱落，开枯痔法先河。史源撰《背疽方》，推崇艾灸拔毒治疮，指出"突然高者，毒气出外而聚也；百数小窍者，毒未聚而浮攻肌肤也；色正黑者，皮与肉但坏也"。李世英据家传秘效验方，参名家之论，编著《痈疽辨疑论》。金元李生在治疗痔疮时已采用挂线疗法，在当时实属创新。元明之际，慈溪余益之家族世业疡医，喜用内服先辈所传蜀僧秘方，使毒排疮愈。

明代时期

这时期中医外治剂型多样，有汤、酒、丸、散、膏、丹等，作用广涉箍围、拔毒、祛脓、化腐、生肌，中医外治和方药体系不断完善。张时彻曾官至尚书，著《摄生众妙方》，设眼目、耳、鼻、诸疮、痔漏、疝气、折损、诸虫毒门等分而治之。万邦孚撰《万氏家抄济世良方》,详述脱肛、痔漏、肠风脏毒、斑疹、痈疽、瘰疬、疔疮、跌扑损伤等外科病证,方药俱全,仅"痈疽"一病,即有真人活命饮、神异膏、神效托里散、人参败毒散、收口药、忍冬酒等数十种内服及外用方。民间以余姚朱养心为代表,创制了碧玉膏、白玉膏、阳和解凝膏等一系列外用药,后至杭州拓展为中华老字号"朱养心药业",声誉远及杭、嘉、湖、金、衢、严等地。

清代至今

慈溪应其南博采秘方,撰《治疗要诀》,论述性状、部位鉴别要点,总结疔疮用药,后被其侄应遵海改编为《新增疔疮要诀》。余姚吴韵仙整理重刊张镜的《刺疔捷法》,推广了外科疔疮治法与临证用药。镇海张懋炽从祖立魁公习医,受业于同乡郑门,又得名宿袁奎刚亲授,擅长内托与刀圭结合以助痈疽排脓,声闻远播。鄞州柯圣沧继承祖业,从学于沪上李纯荪,研求《外科正宗》,回甬专事手足指专科,手法精巧。镇海严海葆得天童寺医僧师传,主治痈疽、乳房疾患、肛肠等外科疾患,弟子刘中柱、闻茂康、卢家祥等在宁波、上海及舟山一带家喻户晓。徐祖青师从宁波林义荣习疡科、福建魏长生,弟子整理其经验撰《徐祖青治疗蛇伤经验集》,介绍蛇伤临床表现和中毒特点,对中毒程度和危重情况评估分析,总结常用方药,提出洗刮、擦敷、挑刺、吹鼻通关、结扎扩创等外治法。慈溪华志禄亦采用外敷内服,兼施手术,晚年其孙整理撰成《华氏外科医案及验方撷集》,传于后代。中华人民共和国成立后,在政府大力扶植下,甬派中医外科发展迎来了新的契机,中医男科、皮肤、乳腺、肛肠、蛇伤等亚学科逐渐分化成熟,现代医学的结合使得甬派中医焕发新生,后辈人才济济。

本部分改编自:鲁晏武,崔云,孟庆海,等.甬派中医外科发展概述[Z].浙江中医杂志,2023,58(1):55-56.

刘舟仙治疗瘄证用药规律研究

刘舟仙,字敬烈,生于浙江宁波,是晚清民国时期浙派中医的代表性人物,专治疫疹疾患,其编撰的《舟仙瘄述》,在当时及后世产生了深远的影响。刘氏记载的"瘄证"即"疫疹",是由疫疠毒邪所致,具有皮肤、黏膜损害表现的一类疫病的总称。临床上皮疹与发热常常同见,还可伴有瘙痒、咳喘、气促、渴汗、谵妄、喑哑等症状,常用的治疗方法有辛解、清凉、解毒、清补、祛湿等。本研究运用中医传承辅助平台(V2.5)探讨《舟仙瘄述》中的中医药治疗瘄证的用药规律。

挖掘研究

1. 资料与方法

处方来源 《舟仙瘄述》是一本刘舟仙记录治疗瘄证确有疗效的经验处方集。经过严格筛选《舟仙瘄述》中的处方,结合全书前后对照,补充缺漏组方,对于有方名而无中药药物组成的方剂予以剔除。

分析软件 由中国中医科学院中药研究所提供的中医传承辅助平台(V2.5)。

处方录入与中药规范化处理 将筛选后得到的处方录入中医传承辅助平台(V2.5)平台,采用双人录载并设置专人校对,确保处方数据的完整和准确。处方数据按照《中华人民共和国药典》和

《中药大辞典》，对中药名称进行规范，同时结合目前临床用药习惯以更好地贴近临床，如"桑皮"统一为"桑白皮"，"生地"统一为"生地黄"，"熟地"统一为"熟地黄"，"归身""归尾"因临床常用药已不区分，故统一为"当归"等。对于简略缩写的处方，拆分为具体药物录入，如"四物导赤散：四物合导赤散"，按照书中所列"四物汤"（生地、当归、白芍、川芎），以及"导赤散"（生地、木通、竹叶、甘草），合并为"生地黄、白芍、当归、川芎、木通、竹叶、甘草"替换录入。

数据分析　构建刘舟仙治瘄证方药数据库，提取数据，应用频次统计，将全部方剂中各味药物依频次降序排列，设定支持度10%、置信度0.55，将药物组合按频次降序排列，继而进行药物关联规则分析。设置相关度为8和惩罚度为4，进行无监督熵层次聚类，提取核心药物组合，挖掘潜在的新组方。

2. 研究结果

中药使用频次及功效类别统计　共收集治瘄证处方223首，涉及中药227味。总用药频次达1677次。见表1-2-1。使用频次≥22的药物有24味，按频次高低排序，高频药物有甘草、黄芩、牛蒡子等。对药物按《中药学》进行功效类别分析，见表1-2-2。结果涵盖了《中药学》中的18类药物，其中用药频次较高的药物有清热药、补虚药、解表药等。

表1-2-1　高频药物（频次≥22次）统计

序号	中药名称	频次	序号	中药名称	频次
1	甘草	117	8	茯苓	41
2	黄芩	57	9	当归	40
3	牛蒡子	55	10	陈皮	40
4	生地黄	47	11	石膏	40
5	连翘	45	12	桔梗	39
6	黄连	43	13	栀子	38
7	防风	42	14	荆芥	35

序号	中药名称	频次	序号	中药名称	频次
15	木通	33	20	牡丹皮	24
16	玄参	31	21	麦冬	24
17	川芎	29	22	葛根	22
18	枳壳	27	23	柴胡	22
19	知母	26	24	升麻	22

表 1-2-2　中药功效类别统计

序号	中药类别	频次（次）	频率（%）	序号	中药类别	频次（次）	频率（%）
1	清热药	458	27.47	10	祛风湿药	22	1.32
2	补虚药	339	20.34	11	平肝息风药	19	1.14
3	解表药	308	18.48	12	消食药	14	0.84
4	利水药	119	7.14	13	安神药	12	0.72
5	化痰止咳平喘药	110	6.60	14	开窍药	12	0.72
6	理气药	77	4.62	15	温里药	11	0.66
7	化湿药	64	3.84	16	收涩药	9	0.54
8	活血祛瘀药	57	3.42	17	止血药	5	0.30
9	泻下药	36	2.16	18	其他	5	0.30

中药性味归经统计　对《舟仙瘄述》中 223 首方剂共涉及 227 味中药进行性味归经统计。结果显示，药性以寒、温、平为主；药物以辛味、苦味、甘味为主；药物归经以肺、脾、胃、心经最常见。见图 1-2-1、图 1-2-2、图 1-2-3（本书后彩色插页）。

关联规则的组方规律分析　支持度即某一药物组合在所选处方中重现的频率，结合刘舟仙的处方用药情况，设置支持度为 10%，则支持度个数为 22（即该药组占总处方数量的 10%，至少在 22 个处方中出现），置信度设为 0.55，按药物组合出现频次降序进行排列，得出频次≥22 的中药组合有 17 对，从高到低依次为连翘-牛蒡子、黄芩-黄连等，见表 1-2-3。方剂规则分析可以得出药物组合的用药规则,其具体含义是,当出现"→"左侧中药时,右侧中药共现的概率,共得到关联规则15条,关联组合有荆芥-牛蒡子、荆芥-防风等,见表1-2-4。

表1-2-3　处方中常用药物组合频次表(支持度≥10%)

序号	药物组合	频次	序号	药物组合	频次
1	黄芩,甘草	32	10	防风,牛蒡子	26
2	甘草,牛蒡子	32	11	荆芥,牛蒡子	26
3	连翘,牛蒡子	32	12	生地黄,甘草	25
4	甘草,茯苓	30	13	黄芩,栀子	23
5	陈皮,甘草	29	14	生地黄,当归	23
6	连翘,甘草	28	15	甘草,防风	22
7	甘草,桔梗	28	16	黄芩,连翘	22
8	石膏,甘草	27	17	荆芥,防风	22
9	黄芩,黄连	26			

表1-2-4　处方中常用药物组合关联规则(置信度≥0.55)

序号	关联规则	置信度	序号	关联规则	置信度
1	荆芥→牛蒡子	0.74	9	防风→牛蒡子	0.62
2	茯苓→甘草	0.73	10	栀子→黄芩	0.61
3	陈皮→甘草	0.73	11	黄连→黄芩	0.60
4	桔梗→甘草	0.72	12	牛蒡子→甘草	0.58
5	连翘→牛蒡子	0.71	13	牛蒡子→连翘	0.58
6	石膏→甘草	0.68	14	当归→生地黄	0.58
7	荆芥→防风	0.63	15	黄芩→甘草	0.56
8	连翘→甘草	0.62			

复杂系统熵聚类分析　本研究设置相关度为8、惩罚度为4,相关度为8即设计药物8味,取排序在1～7的中药之间的关联度,惩罚度4指4个药物至少在已有的方药中共现,对于那些在全部处方中都未共现的药物予以排除。基于复杂系统熵聚类,衍化出新处方药物核心组合,共16个,见表1-2-5。

表 1-2-5　基于复杂系统熵聚类的新处方核心组合

序号	核心组合	序号	核心组合
1	荆芥_连翘_玄参	9	荆芥_连翘_牛蒡子_桔梗
2	竹叶_生地黄_玄参	10	白芍_生地黄_当归
3	杏仁_川贝母_桑白皮	11	杏仁_麻黄_紫苏子
4	牛蒡子_葛根_前胡	12	荆芥_牛蒡子_桔梗_前胡
5	防风_蝉蜕_荆芥穗	13	连翘_牛蒡子_防风_木通
6	半夏_茯苓_人参	14	陈皮_厚朴_茯苓
7	甘草_黄连_黄柏	15	甘草_陈皮_茯苓
8	知母_石膏_粳米	16	知母_石膏_大青叶

基于无监督熵层次聚类的新处方分析　在上述核心药物组合基础上进一步衍化，得到新处方 8 个，见表 1-2-6。

表 1-2-6　基于复杂系统熵聚类的新处方

序号	新　处　方
1	荆芥_连翘_玄参_牛蒡子_桔梗
2	竹叶_生地黄_玄参_白芍_当归
3	杏仁_川贝母_桑白皮_麻黄_紫苏子
4	牛蒡子_葛根_前胡_荆芥_桔梗
5	防风_蝉蜕_荆芥穗_连翘_牛蒡子_木通
6	半夏_茯苓_人参_陈皮_厚朴
7	甘草_黄连_黄柏_陈皮_茯苓
8	知母_石膏_粳米_大青叶

分析讨论

中医传承辅助平台在总结和传承中医用药经验方面应用广泛，为中医药临床疗效的提高提供了科学有效的研究方法。本研究运用该软件对《舟仙瘄述》中 223 首治瘄处方进行用药规律分析。如表 1-2-1 可见，甘草在所有药物中出现频次最多，能调和诸药,最为常见。在录入数据时将生、炙甘草统一为"甘草",刘氏使用生甘草较多,因其清热解毒,又可化痰止咳,如刘舟仙所用加味清胃汤、清热透肌汤。生地黄、玄参、牡丹皮、知母、麦冬、当归等能凉血滋阴,和表1-2-3中"生地黄,当归"等常用药物组合体现了刘氏治瘄护阴存津的用药思路。表1-2-3中的常用药物组合与表1-2-1中高频药物前14位药物高度一致,包含黄芩、连翘、石膏、黄连与甘草相互组合的清热解毒药组合,辛凉宣透的牛蒡子、荆芥、防风组合;另外,生地黄、当归滋阴凉血的组合也常见,显示出刘氏治疗瘄证用药的集中性,体现了刘氏用药重视辛凉清解、注重透邪和护阴存津的思路。

如表1-2-2显示,清热药、补虚药、解表药是刘舟仙治疗瘄证最常用的3类药物。从图1-2-1看,在用药的性味方面,四气以寒性居多。图1-2-2可知五味以苦、甘为主,其次是辛,而咸、酸、涩极少。关联规则有助于发现带有概率化的用药规律,在表1-2-4中,刘氏应用荆芥、连翘、防风等药物时往往与牛蒡子相伍,以序号1为例,"荆芥→牛蒡子"置信度为0.74,即刘氏治疗瘄证应用荆芥时,同时会应用牛蒡子的概率约占74%,使用栀子、黄连时常配黄芩加强清泄肺火,使用当归时,生地黄同用的概率也颇高。

表1-2-5中基于复杂熵聚类算法得出16个核心组合,这些组合在无监督熵层次聚类衍化下,发现了表1-2-6中潜在的8个新处方,这些处方可分为6类:①方4、方5偏于宣透,方4是宣毒发表汤(《痘疹活幼至宝》卷终)类方,方5寓消风散(《幼科金针》卷上)之意,都能主治瘄证初中期发热,皮疹欲出未出各症,其中的核心药物恰是刘氏记载的"瘄疹未出用荆防败毒散,前胡葛根炒牛蒡"的要药,并与其记载的"瘄疹若不出,宣毒发表先""未透表,则前、葛、荆、防必用"相印证,方4中前胡、桔梗更能祛痰止咳,方5中荆芥、防风、牛蒡子、蝉蜕偏于疏风胜湿止痒,木通可导热下行,风湿或风热之邪侵袭亦能兼顾。②方3类似清肺汤,主治瘄证热邪凌铄肺金,致肺气不平,痰多咳嗽,与刘氏治瘄"咳嗽宜清肺""咳

嗽急,清肺汤解除肺热而有验"观点相符,方中麻黄辛温发散,似与全方清肺肃气格格不入,但刘氏指出"无论冬夏皆宜暂用麻黄以重开皮腠",究其原因,因皮肤坚厚,腠理密闭,则痦难现,麻黄使毛孔开豁,毒从外解,则邪易透。③方1较之方4、方5减少了辛宣之品,加入了连翘、玄参,增清热凉润之功,且牛蒡子、桔梗、玄参、荆芥等药也见于清咽滋肺汤(《张氏医通》卷十五),适用于疫疹出后余热未尽,咳嗽连连,声喑不明。④方8是化斑汤(《万氏秘传片玉心书》)类方,主治痦证火盛刑金,唇焦鼻干,舌燥渴饮,一派大热之征,但无明显虚象。若已见胃气虚损、喘急昏睡,需加凉血清养之品,可参合。⑤方2中竹叶、生地黄、玄参、白芍、当归,适用于发热皮疹现形后,邪火浮游,肺阴受灼,血阴耗伤。⑥方6、方7与中满分消汤(《张氏医通》卷十三)相似,适用于痦证中饮食伤及脾胃致腹满胀痛,烦呕不止,前者偏于散痦除满,后者偏于化湿清热,验证了刘氏"凡出痦多有腹痛之证,此因毒未出尽,郁于脾胃,滞泥不同,以致邪正交攻,脏气相击而作腹痛"所言非虚。

我们在临床治疗疫疹过程中,8个新处方在临床上可根据患者出现不同主次兼夹的复合病症去灵活选取、合用或化裁。以水痘、猩红热、手足口病这几种疫疹疾患为例,若出现斑丘疹、水疱和结痂、杨梅舌、帕氏线、环口苍白圈、口腔咽颊疱疹等典型示病性症状,可直接为疫疹疾患的诊断提供线索,在此基础上,结合全身症状四诊合参,可优先选择以上6类遣方择药。

疫疹初发邪犯肺卫,可见皮肤潮红,疹形稀疏,疹色红润或根盘红晕不显,疱浆清亮,瘙痒感,伴恶寒发热,多为低热,头痛鼻塞,咳嗽流涕,纳差恶呕,轻度腹痛,舌质红,苔薄白或薄黄,脉浮数,宜辛散宣透,佐以清凉,临证常将方4据病情实际进行辨治化裁,如牛蒡子、葛根、前胡、荆芥、桔梗以宣毒发表、疏解肺卫。瘙痒甚多选用方5中蝉蜕、荆芥穗祛风止痒。中期或热毒炽盛时,皮疹稠密,色鲜红如丹或根盘红晕明显,甚则色紫,壮热持续,烦躁不宁,面赤口渴,咽喉肿痛,或伴糜烂白腐,芒刺舌,苔黄糙或黄糙,脉数有力,应重视清热解毒,可取用方8,药如大青叶、石膏、粳米。

疫疹后期,余热渐清,而阴液尚亏时,肌肤干燥脱屑,身热减退或午后低热,咽肿糜烂减轻,唇焦口燥,或伴有干咳,食欲不振,舌红少津或舌光起刺,苔剥脱,脉细数,需考虑养阴护阴,可加用方2中部分养阴药物,在剂量上酌情加重。

对于一些特殊的传变,当视体质、年龄、性别、患病久新等因素灵活辨治。传统的疫疹类疾患除了上述的水痘、猩红热、手足口病,还有风疹、幼儿急疹、麻疹、登革热、埃博拉出血热等传染病,近年来新发的疫疹如寨卡病毒病等,多具有相应的皮肤表现,亦可参选上述新方。

本部分改编自:鲁晏武,孟庆海,叶姝,等.刘舟仙治疗瘖证用药规律研究[Z].新中医,2022,54(19):20-24.

甬派中医刘中柱外科学术特色

　　刘中柱（1919—2004），生于浙江乐清，是肇始于清代光绪年间"严氏外科"的传人，1941年悬壶甬江，自设外科诊所，1953年起先后在鼓楼联合诊所、孝闻卫生院、宁波市中医院工作。1977年创立宁波市中医院中医外科，1983年被浙江省人民政府授予"省级名老中医"称号。60余年的行医生涯中，刘老潜心于外科病研究，熟谙经典，结合自身临证实践不断革新，衷中参西，其精湛医术远近闻名。兹将其学术特色探讨如下。

外内汇通，中西并举

　　刘老常援引吴师机《理瀹骈文》"外治之理，即内治之理；外治之药，亦即内治之药，所异者法耳"教育门人，认为内外治殊途同归，绝不能脱离中医理论的指导，需辨阴阳五行，厘清虚实寒热，区分标本缓急。临证时按照"急则治标，缓则之本"的理念，遇病来凶猛，病势较重，首选外治，兼顾内治，如治疗浆细胞性乳腺炎，由于该病临床征象与乳癌极其相似，术前难以明确诊断，西药尚无特效药，一般采用单纯性乳房局部切除甚至全切，且术后有复发风险，刘老则采用中医挂线、垫棉、切开、提脓祛腐药外敷，结合温通之剂内服，愈后瘢痕小，乳房外形损伤轻，治疗后不易复发。又如刘老以《外科正宗》名方"三品一条枪"药条外用，温运托里方内服，成功治愈众多腹壁窦道者。

　　刘老指出，无论中医、西医，应取长补短，以疗效为证据。一些中药传统制剂存在工艺落后、消毒不完善、贮藏不便、便携性差、显效太慢、疗效不稳定等问题,而有些西药也由于加入过多赋形剂、矫味剂而导致药效不够突出。刘老广采名验方,改良创制复方三黄膏、蒲公英汤、黄连液等院内制剂,具有高效、价廉、便携、副作用小等特点。

整体观念,见微知著

外科疾病的临床表现可在局部,亦可累及全身,二者是部分与整体的关系。刘老认为,许多局部病变反映了整体病变,或是由整体功能异常引发,应从宏观把握病势,分析阴阳顺逆,继而认识疾病的表里、寒热与虚实,尤其是局部治疗效果不显时,更能佐证局部治疗有时不足以撼动或纠正机体脏腑、气血、阴阳的偏颇,需从整体去审度。由于外科病的局部症状较之全身症状往往更突出、更直观,如痈疽成脓现象,刘老常言,脓能反映人体气血盛衰及预后善恶,也是确定痈疽治法的前提。早在《刘涓子鬼遗方》中即载辨脓术,经陈自明发挥,齐德之、高秉钧补充,才成为较为完善的触脓法。刘老勤求古训,在反复实践中练就了单手拇指探触表浅脓疡波动的手法,对于深部小脓疡探测则结合体温、脉象等综合分析,其判断结果的正确率不亚于当时的医学仪器。随着超声诊断技术的应用,脓疡的探查有了客观指标,但触诊辨脓仍是经验丰富的外科医生快速评估的有效手段。

证治精详,尤重气血

古书记载"消、托、补"三法分别是依据疮疡初期、脓成、溃后三个不同发病阶段而设的主要法则,刘老擅治疮疡类疾病,对此尤有心得。如在疮疡后期,脓水稀少,应选"补法",但须注意慎用寒凉,尤其是大苦大寒,防其损及脾胃致气血无力,郁遏凝滞血脉,疮口难溃。刘老师古不泥,精研程国彭"汗、吐、下、和、温、清、补、消"八法,对一些脉络闭阻的病证,刘老认为须牢牢抓住"气""血"两端,因气血是构成人体的最基本物质,也是脏腑经络生理活动的基础,若病邪侵入脉络,势必影响气血流通。仅脉管炎一病,刘老就衍生出散瘀清热、解毒止痛、活血散寒、温经通络、养血益气诸法。活血有利于调节脏腑功能,增强机体免疫,畅通局部受阻气血,改善微循环,镇痛消炎。化瘀则能排除脉络积滞,扩张血管,解除痉挛,增大血液流量,改善血管弹性,减少血管阻力,防止血栓形成。对于局部创面感染得到控制,坏死组织分界清楚,近端水肿消退,可行局部切除术,创面多采取暴露不缝合。由于脉管炎的创面营养差,存在经久难愈的问题,故在祛腐生肌阶段,尚需结合外用药,常选刺激性小的九一丹、生肌散,减少创面损害和疼痛。

分而治之,从舍病证

刘老对于外科病的分治观点主要表现为分部位、分经络、分期、分证。他还主张分部位论治,如治疗带状疱疹,刘老遵"上风下湿中气火"之义,可根据病变部位从风、气火、湿论治。分经络是将经络所主与病变所属结合,其一,病变部位的循行经络需要明确,如乳痈部位集中在阳明胃经,要注意理气和胃通乳,瘰疬病位居于少阳胆经,当行气消滞散结,用药优先选择归各经的药物;其二,病在上焦常佐升麻、薄荷、川芎,病在中焦佐栀子、黄芩、柴胡,病在下焦佐苍术、黄柏、牛膝。由于一些疾病在一定时期发展较稳定或具有一定趋同性,刘老据一般发病规律提出分期诊治,以乳痈为例,初期肿胀明显,中期以化脓为标志,末期常见气血俱虚、溃口不敛,分别对应消肿通乳、清解透脓、益气托毒法。分期论治的重点在于准确把握病势和快速锁定主要治法,难点在于知常达变。在分证型上,刘老坚持同病异治、异病同治理念,如发现荨麻疹患者的发病证型多呈现为风寒、风热、肠胃湿热、气血虚弱、冲任失调,故采用消风散、荆防败毒散、防风通圣散、八珍汤、当归饮子、四物合二仙汤增损。分证型涉及病、证孰轻孰重取从舍问题。在舍证从病方面,如同属热毒证,治疗附骨疽时,选用黄连、黄柏、黄芩,现代药理研究这些药富含抗炎、抗菌成分,治疗荨麻疹则喜用苦参,与调节免疫、抗过敏药理吻合。在舍病从证方面,如病因不明的顽固性湿疹,外用药物疗效不持久或不明显,可根据皮损的干湿情况、好发部位、舌苔脉象合参,从脏腑、经络、气血角度辨治,用口服汤药结合外用,往往收效显著。

症因证治,皆宜量化

中医历来有"不传之秘在于药量"之说,但刘老认为,不能仅考虑方药剂量,而忽视病人的症状、证型、治法层面的量化问题。药量的多少,不仅与患者体质、年龄等先天因素有关,更与患病时感邪的深浅、症状的多寡、证型的轻重、治法的简繁有关。通过对症状、病因、证型、治法的量化,有助于实现对药味、药组、药量的化裁,以及对药物浓度和有效成分的把控。例如慢性瘙痒症患者,其病因单纯为风邪困扰,辨证为邪犯卫表时宜祛风止痒,在运用草药同时可配虫药加强除风,若风邪与热、燥相合,瘙痒进一步出现热盛、伤阴、干燥脱屑,予清热、滋阴、润燥止痒,再甚者瘙痒不分昼夜、剧烈难忍,可酌加矿石药重镇,倘或叠加湿邪,出现湿气重、舌苔厚腻还需考虑化湿、燥湿或利湿,若伴见便秘,视体质和复合症状考虑是润、缓或攻。对于病因简单、证型单纯、整体症状不明显,但局部症状显著的疾病时,以局部外治为主。

刘中柱先生竭尽一生致力于中医外科事业,德医双馨,临证疗效显著,取费低廉。刘老为传承教育也做出了卓越贡献,将自身独到见解及临床经验不遗余力地传授,为后辈开拓外科疾病治疗提供了诸多效法,培养的门人弟子现多成为甬地名医骨干和学界翘楚。刘老勤耕不辍、倾囊相授的精神,鼓舞着一代又一代传人前赴后继,勇攀高峰,回馈社会。

基于古今文献和新冠病毒感染皮肤病变探讨现代中医疫疹内涵

　　"疫疹"之名源自清代余霖的《疫疹一得》。然而,中医对疫疹的认识由来已久,散见于诸多古代医籍。目前学界对疫疹的研究重视不够,且对其认识存在差异。新型冠状病毒感染(COVID-19)的爆发,临床发现一些患者出现了不同类型的皮肤病变,提示我们应当加强现代中医疫疹研究。

疫疹定义

　　学术界对疫疹的认识大致有 4 种概念阐释。一者,认为只要是疫病有发疹表现即为疫疹,在总体上概括了疫疹隶属疫病范畴,如《中医词释》言"疫疹泛指多种发疹性传染病",《中医大辞典》载:"疫证而见发疹的疾患。"二者,认为疫疹是"因外感疫疠之邪,热毒内盛,内迫营分,发于肌肤所致"。也有学者进一步指出"疫疹是由疫疠毒邪所致以肌肤发有斑疹为基本特征的急性外感热病,临床上以壮热、斑疹、伴有各种出血为特征",论述了疫疹的病因是感受疫疠邪气,病性属热,皮损以斑疹为特点,与《疫疹一得》的学术思想一脉相承,是当前的主流认识。三者,将"疫疹"视作疫病辨证中一种病证分型,称为"疫疹证(候)",指"瘟疫病过程中热毒侵入血分,热迫血溢,斑疹外发于肌肤的病证",也有学者将"热毒"诠释为"燥热疫毒",余表述无异,实质上更倾向于"病"而非"证",与第二种认识基本雷同。四者,旧时医家混用"麻""痧""疹""瘄"等字眼以症名病,被近现代医家沿用特指某一种或几种发疹性传染病。

如何廉臣言"台州所谓疫疹,杭宁绍谓之疫痦,江苏则称疫痧",指出受地域俗称影响,"疫疹"与"疫痦""疫痧"名异而义同,相当于现代医学的猩红热、流行性出血热、登革热、登革出血热。

2020年2月,钟南山团队在《新英格兰医学杂志》上将我国的552家医院、1 099例COVID-19患者临床数据公开分析,提及部分患者具有皮肤损害的临床特征,但未对皮损行进一步研究。《欧洲皮肤病和性病学会杂志》报道了88名COVID-19患者中20.45%伴有皮肤病变,其中又有44.44%以皮肤表现作为首见症状就诊,其余为入院后出现皮疹。COVID-19是一种疫病已成为当代共识,在其发生发展过程中,出现了皮疹等表现,可归属于"疫疹"范畴。

疫疹表现

1. 传统疫疹表现

中医对疫疹的认识由来已久。清代余霖以前,医家们虽未明确提出"疫疹"名称,但记载具有皮肤、黏膜损害的皮肤病变颇多,在本义上并未拘泥于"斑""疹"两种皮肤表现,如《金匮要略》记载"面赤斑斑如锦纹""面目青",说明当时已认识到阴阳毒之疫可发斑。隋代《诸病源候论》指出"毒既未散,而表已虚,热毒乘虚出于皮肤,所以发斑疮隐轸如锦文。重者,喉口身体皆成疮也","伤寒势毒气盛,多发疱疮,其疮色白或赤,发于皮肤,头作瘭浆,戴白脓者,其毒则轻;有紫黑色作根,隐隐在肌肉里,其毒则重。甚者,五内七窍皆有疮",唐孙思邈《备急千金要方》提出"肺腑脏温病,阴阳毒,热暴气,斑点",宋《圣济总录·卷第一百八十一》载"斑疮入眼,成疱疮",《太平惠民和剂局方·卷之十》云"小儿寒邪温病,时疫疮疹",元代《医述·痧瘄》言"口烂食䶩",清代叶天士《临证指南医案》中"若隐若现"之"痘""发痧",皆反映了疫病病情轻重与邪正盛衰。余霖所在乾隆年间适逢天行热疫,撰《疫疹一得》首创"疫疹"

之名,独重斑疹之"疹",借助形态松紧和颜色淡深予以详诊细辨。笔者认为,疫疹之"疹"不应仅指"斑""疹",还应包括疮、痘、痧、疱、疡、痂、浆、脓、溃烂等多样化的中医皮损,这些都是疫病发生发展过程中可出现的皮肤变化。

2. "新冠"疫疹表现

国内对于COVID-19肺系及内科相关系统的理论探讨和临证报道颇多,但鲜有COVID-19相关疫疹的研究。2020年3月山东省胸科医院收治了1例确诊病例,该例患者左前臂内侧见孤立皮肤红斑样改变,推测可能与新冠病毒感染有关,治疗予多磺酸黏多糖乳膏外用,同时附皮损演变及转归图片,惜未有中医药参与。2021年初,中华中医药学会内科分会、中华中医药学会肺系病分会发布了《新型冠状病毒肺炎中医证候诊断标准(试行)》,在"气营两燔证"中列举"斑疹",与"高热""谵语""抽搐""舌绛,舌苔黄燥或少或无""脉沉细数或洪数"等共为此证的主症,但对于"斑疹"具体形态及其他证型下的皮疹未予介绍。一些病例报道也发现COVID-19伴发皮疹,但治疗集中于关注肺系脏腑变化,对肺外皮疹症状的描述甚少。目前国内COVID-19并发皮疹的中医诊治验案仅1篇,研究指出COVID-19皮疹存在突起色红或黯红、色红成片不高出皮肤、散在色黯或皮色不变等不同,并附经治前后图片对比。国外一些文献陆续报道COVID-19可有假冻疮样、荨麻疹样、囊泡样、紫癜样皮损等诸多皮肤变化,认为皮疹可以作为识别COVID-19早期感染和严重程度的重要线索。个别病人甚至还先后出现了网状青斑、血管性水肿和川崎病样等复杂的皮肤损害,传统中医对此证治传变的参考借鉴有限,若仅从斑疹、风团、水疱等角度分析,可能会导致对疾病微观本质认识不清,无法给予客观诊断、全面分析和针对性的治疗,继而延误病情。因此,在新形势、新问题的要求下,疫疹之"疹"还应扩充包含现代医学的皮损,如斑块、疱疹、结节、囊肿、鳞屑、苔藓样变、色沉等,与时俱进,丰富现代中医疫疹的皮损内涵。

病性讨论

疫疹的疾病属性普遍认识是属热。其原因大致如下：一是主要受明清温病名家标志性学术观点和热疫专著的影响，过度关注热迫血行致阳证斑疹的机制。二是寒邪直中、湿邪致病或寒邪未化热阶段的非热之疫，较之温热性质疫病少，疫疹属于疫病范畴，病性也势必会与疫病发生阶段的病性一致。近年来虽出现了一批针对寒疫的研究，但其数量难以与既往温疫研究匹敌，占少数的寒性疫疹研究更是鲜有问津。三是疫病初起不论是寒、湿、寒湿、湿温等病邪作祟，在中后期或早或晚多有化热，此时皮肤表现也会更加被重视，造成疫疹属热的思维偏颇。四是受现代出疹性传染病概念的影响，如麻疹、水痘、手足口病等多有发热，故将症状类似的疫疹定性属热。

1. 传统疫疹病性分析

古代文献已认识到疫疹具有热、寒、湿、燥属性。东汉以降，《金匮要略》提出"阴阳毒"的发斑机制，认为疫毒入血，若正气盛，则邪气停聚于肌表，热浮于外，发为阳毒，可见"面赤斑斑如锦纹"，若正气虚，无力驱邪，热伏于内，隐伏晦暗，则发为阴毒，可见"面目青"，明代陶华《伤寒家秘的本》延续《金匮》之旨，认为发斑性属大热，轻如疹子，重如锦纹；隋代巢元方认为伏寒化热而生斑疮，唐代王焘依此天行发疮豌豆疮、天行发斑等清热方药，宋代庞安时指出伏气化热和温疫之气皆可化热发斑，清代余霖立"火者疹之根，疹者火之苗"之说，奠定了疫疹病性纯热的特殊地位。而嘉庆年间刘奎在《温疫论类编》序言提及"世原有一种寒疫，发于冬月，亦能出疹，此余之所经历者"，张锡纯亦指出"寒疫之毒，或因汗吐下后中气虚乏，或因过服凉药，遂成阴证，寒伏于下，逼其无根之火上独熏肺而发斑，其色淡红，隐隐见于肌表，与阳证发斑色紫赤者不同"，说明疫疹的病性确有寒性可能，民国杨志一以痘疹为例，言

"凡痘不起胀，脉缓而滞，舌苔白滑，肢冷便溏，遍体紫暗，面色青白者，此阴寒疫痘也，宜蓝真人生生饮以急救之"。元代危亦林《世医得效方》言"乍寒乍热，损肺伤气，暴嗽呕逆，或体热发斑，喘咳引气，名曰湿疫"，说明疫病属湿性者也可见发斑。郑承瀚《重楼玉钥续编》认为"感燥而发"的疫病可见"咽痛白腐、缠喉，及口舌白疮，口糜唇疮"等燥性的黏膜病变，专设养阴润燥法治疗燥性疫疹。

2. "新冠"疫疹病性分析

当下 COVID-19 相关研究为疫疹的病性厘定提供了参考。许多 COVID-19 患者的突出特点是发热，有报道称发现红斑样皮损并不少见，这与疫疹的热性常见认识相一致。《美国皮肤病学会》杂志发表了 COVID-19 出现皮疹、瘀点被误诊为登革热的案例，提示该病可以皮损为首发表现，并且无发热，初起无发热证实疫疹病性并非绝对是热，从中医角度分析，该皮疹和瘀点是寒凝血瘀、气滞血瘀等原因，尚缺乏明确分析。《西班牙口腔疾病杂志》报道了 COVID-19 可致溃疡、水疱等口腔黏膜受损，说明疫疹的湿性存在。全小林团队发现 COVID-19 初期，患者即具有寒湿郁阻之象。王永炎院士指出病理尸检病灶在毛细气管与肺泡微细络、脉肺水肿且充满渗出黏液、胸腔有大量渗灌黏液等表现，认为这是判断 COVID-19 属于寒疫或寒湿疫，而不是毒火疫的重要证据，如若该时期伴有疫疹出现，疫疹的病性亦可与疫病体征的寒、湿之性一致。国外报道也见有患者急性发热 3 周后出现舌炎、鳞屑性唇炎等皮损，这类症状除了与热关系密切，也可能与燥性相关，但具体属性仍需结合四诊研判。

本部分改编自：鲁晏武，陈仁寿，周轶群，等. 基于古今文献和新冠皮肤病变探讨现代中医疫疹内涵[Z]. 浙江中医药大学学报，2023,47(5):473-478.

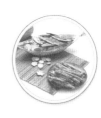

第二章 痤疮篇

中西医结合治疗丘疹脓疱型痤疮

笔者自 2002 年 1 月至 2005 年 9 月,采用中药五味消毒饮加减口服、克林霉素针穴位注射、维 A 酸霜外用综合治疗丘疹脓疱型痤疮患者 95 例,疗效满意。

临床研究

1. 资料及标准

临床资料 共 187 例,男 65 例,女 122 例,年龄 18～41 岁,平均 23.5 岁,病程 3 个月～10 年,平均 1.3 年。皮损以丘疹、脓疱表现为主,约米粒至绿豆大小,暗淡红或深红色,时有痒或痛感;皮损数为 15～60 个,均分布于颜面、颈、背部,呈对称性。187 例随机分为治疗组 95 例,对照组 92 例。两组性别、年龄、病程、病情具可比性。

排除标准 ①1 个月内接受过抗生素、性激素、皮质类固醇、过氧苯甲酰、维 A 酸外用等药物治疗者;②6 个月内曾系统使用维 A 酸类药物者;③停药半年内准备怀孕者;④妊娠或哺乳期妇女;⑤因其他疾病需使用对痤疮有影响的药物或治疗者;⑥有心、肝、肾、血液等系统疾病患者;⑦治疗期间需日晒或接受强光者;⑧治疗过程中难以接受治疗反应者。

2. 治疗方法

（1）治疗组

予中药五味消毒饮加减,组方:金银花 20 g,蒲公英 30 g,紫花地丁草、野菊花各 15 g,连翘 20 g,丹参、白花蛇舌草各 30 g。伴口渴便秘,舌质偏红,苔薄净者,加用知母、生地、玄参等养阴清热药;伴口臭,舌质偏红,苔黄腻者,加用茵陈、山栀、陈皮、夏枯草等清热化湿药;皮损色暗,伴痛经,舌质暗淡,舌下脉络瘀曲者,加用红花、乳香、没药等活血散结药。1 天 1 剂,煎汁约 150 mL,分上、下午各煎服 1 次。同时予克林霉素液(注射用盐酸克林霉素粉针 0.1 g,予 2‰利多卡因针 4 mL 溶解成液)双侧曲池、肺俞穴注射,曲池每穴注射药液 0.5 mL,肺俞每穴注射 1 mL,每周注射 1 次。

（2）对照组

口服多西环素 1 次 0.1 g,1 天 2 次。两组均每晚睡前外用 0.1%维 A 酸霜 1 次。1 个月为 1 个疗程,1 个疗程后观察疗效。治疗期间嘱患者忌食油腻辣之品,多吃新鲜蔬菜水果,保持大便通畅;停用化妆品;保持生活节奏规律性;日间避光。

3. 疗效评定

痊愈 皮损全部消退,自觉症状消失。

显效 皮损消退≥70%,症状明显改善。

有效 皮损消退≥30%,症状有所改善。

无效 皮损消退不足 30%或加重,症状无改善。

4. 研究结果

两组临床疗效比较 治疗组 95 例中痊愈 49 例,显效 30 例,有效 14 例,无效 2 例,痊愈率 51.6%。对照组 92 例中痊愈 27 例,显效 25 例,有效 30 例,无效 10 例,痊愈率 29.3%。两组疗效比较,差异有显著性意义（$\chi^2=17.93$,$P<0.01$）。

5. 不良反应

治疗组穴位注射后均有局部酸胀不适感,一般持续 1 天,少数持续 1 周;注射后口中有苦味感,1 天后自行缓解 5 例;恶心 2 例,胃部不适 2 例,对症处理后缓解,未影响治疗。

对照组恶心 2 例,胃部不适 3 例,AST 轻度增高 2 例,经对症处理后缓解。两组外用维 A 酸霜后部分患者出现皮肤红斑、干燥、脱屑、瘙痒、烧灼感和刺痛感等,减少用药次数和用药浓度后可缓解,均不影响进一步治疗。

分析讨论

痤疮属中医的"肺风粉刺"范畴。《外科启玄》中指出"肺气不清,受风而生,或冷水洗面,热血凝结而成",说明本病病因乃肺经热毒瘀滞而发病。故治疗当以清热解毒、活血化瘀为主。五味消毒饮为《医宗金鉴》外科方的一则要方,是治疗疔毒、痈疮的方剂。方中金银花两清气血热毒为主药;紫花地丁、蒲公英、野菊花清热解毒、消散痈肿,均为辅佐药。另加连翘、白花蛇舌草、丹参以加强解毒活血之力。曲池穴为手阳明大肠经合穴,而肺与大肠相表里,刺激本穴可通过调整大肠经功能来调整肺经功能,具有清热和营、降逆活络作用;肺俞为足太阳膀胱经穴,肺之背俞穴,为肺气转输、输注之穴,是治肺病的重要腧穴,具有清热和营、宣通肺气之功效;且手阳明大肠经分布于颈、面颊,足太阳膀胱经主要分布在腰背部、项、额、头顶,通过刺激曲池、肺俞穴能治疗头面、颈项、背部之痤疮皮损,起到宣肺清热、和营通络之功效。

痤疮丙酸杆菌和表皮葡萄球菌存在于痤疮的不同发展阶段,从第一阶段无炎症的黑头粉刺到严重的脓疱、结节,都可特征性地同时查到这两种菌。五味消毒饮中金银花、蒲公英、野菊花具有广谱抗菌作用,而且能直接增强机体免疫功能,又能通过调整菌群平衡而间接增强机体的免疫力。方丽华等曾报道外用 1% 克林霉素治疗痤疮炎性皮损疗效较佳，耐受性和安全性较好。克林霉素穴位注射，一方面通过针具、药液对经穴的机械性刺激，另一方面通过经穴给药，使药物发挥其特有的抗菌治疗作用。外用维A酸药，通过调节表皮细胞的有丝分裂和促进表皮细胞更新，使病变皮肤的增长和分化恢复正常，特别是能促进毛囊上皮细胞更新，防止角质栓塞，使痤疮皮损消退。

本部分改编自：陈宁刚. 中西医结合治疗丘疹脓疱型痤疮95例[J]. 浙江中西结合杂志，2007，17(2)：107－108.

益气祛邪方辅助治疗玫瑰痤疮

玫瑰痤疮是一种常见的炎症性皮肤疾病,患者以面部潮红及持续性红斑为临床表现。玫瑰痤疮位于人体面部,严重影响患者容貌、自尊,患者易产生抑郁、自卑及精神压力等心理,对患者生活质量造成严重的负面影响。夫西地酸对革兰阳性球菌、耐药金黄葡萄球菌、某些革兰阴性菌具有一定的抗菌作用,应用于寻常痤疮取得较好疗效。多西环素可通过稳定基质金属蛋白酶,抑制抗菌肽的合成,达到抗炎的目的,美国食品药品监督管理局和欧洲药品局批准其可用于玫瑰痤疮的临床治疗。但上述两种药物均为抗生素,长期使用会使病菌产生耐药性及菌群失调等副作用,造成本病的复发性及难治性。

在中医学中,玫瑰痤疮属于"酒渣鼻"范畴,现代中医皮肤病学将其分为肺胃热盛证(红斑期)、血热毒蕴证(丘疹脓疱期)、血瘀凝滞证(鼻赘期)三型,但随着药物的使用和病程的延续,变证逐渐增多,临床上发现,丘疹脓疱期患者的证候与以往的证型并不完全吻合,若按照传统的分型方法予以凉血解毒,患者的疗效往往不能保证。笔者通过临床观察,发现这部分患者大多存在不寐、多梦、饮食不节等情况,继而出现乏力、纳呆、头身困重等气虚不足之证者不在少数(基于聚类分析探讨玫瑰痤疮的中医证型分布),故以益气祛邪方治疗之,取得了不错的效果。

近年来,中西医结合疗法逐渐应用于玫瑰痤疮的临床治疗。本研究通过比较夫西地酸、盐酸多西环素及其联合益气祛邪方对玫瑰痤疮患者临床疗效及皮肤屏障功能的影响,为玫瑰痤疮患者的临床治疗提供参考依据,现将研究结果报道如下。

临床研究

1. 资料及标准

一般资料 本项目回顾 2019 年 1 月～2021 年 1 月宁波市中医院皮肤科就诊的 100 例气虚邪实证玫瑰痤疮患者,符合纳入标准的西药组 50 例,中药组 50 例。两组患者一般资料比较无明显差异($P>0.05$),具有可比性,见表 2-2-1。本研究由我院伦理委员会批准通过,所有患者均签署知情同意书。

表 2-2-1 两组一般资料比较

组别	例数	性别(例)		年龄(岁)	病程(年)
		男	女		
中药组	50	24	26	38.74±5.31	3.86±1.03
西药组	50	22	28	37.82±5.47	3.73±0.95
χ^2/t		0.161		0.853	0.656
P		0.688		0.396	0.513

纳入标准 ①玫瑰痤疮符合《中国玫瑰痤疮诊疗专家共识(2016)》中的诊断标准;②气虚邪实证符合《中药新药临床研究指导原则(试行)》中的诊断标准;③入组前未接受过玫瑰痤疮相关治疗者。

排除标准 ①对研究所用药物过敏,或不能坚持完成疗程者;②存在其他皮肤疾病者;③合并免疫系统疾病患者;④处于妊娠期或哺乳期的妇女。

2. 治疗方法

(1)西药组

西药组采用夫西地酸和盐酸多西环素治疗:于面部皮损处涂

抹夫西地酸(爱尔兰 LEO Laboratories Limited,注册证号 H20130921,规格:15 g︰0.3 g),2 次/d;口服盐酸多西环素(永信药品工业(昆山)有限公司,国药准字 H20030627,规格:0.1 g×10 粒)治疗,0.1 g/次,2 次/d,8 周为一个疗程。

(2)中药组

中药组在西药组基础上口服益气祛邪方治疗:方剂主要成分为南沙参 15 g、茯苓 15 g、炒白术 15 g、生地黄 15 g、金银花 12 g、连翘 12 g、芦根 12 g、青蒿 12 g、丹参 12 g、桑叶 9 g、赤芍 9 g、野菊花 9 g、焦栀子 6 g、丹皮 6 g、黄芩 6 g,1 剂/d,水煎后分早晚 2 次服用,每 1~2 周复诊随证加减,8 周为一个疗程。

3. 疗效评定

(1)临床疗效

痊愈 患者红肿疼痛等临床症状消失,仅残留少量色素沉着,痤疮皮损减少 90% 及以上。

显效 患者红肿疼痛等临床症状显著改善,痤疮皮损减少 60% 及以上但不足 90%。

有效 患者红肿疼痛等临床症状减轻,痤疮皮损减少 30% 及以上但不足 60%。

无效 患者红肿疼痛等临床症状无改善,甚至加重,痤疮皮损减少不足 30% 甚至增加。

治疗有效率=(痊愈+显效+有效)例数/总例数×100%。

(2)皮肤屏障功能

于治疗前后,采用皮肤检测仪(美国 Reveal 公司,Reveal - 001)测定两组患者经皮水分流失量(TEWL)、油脂、表皮含水量及红斑数量。

(3)生活质量

于治疗前后,采用痤疮生活质量量表(Acne - QOL)评价两组患者生活质量。该量表总分为 114 分,包括自我感知(30 分)、情感功能(30 分)、痤疮症状(30 分)、社会功能(24 分),分数越高说明患者生活质量越好。

（4）炎症指标

于治疗前后，抽取两组患者空腹静脉血5ml，离心后取上清液，采用酶联免疫吸附法检测白细胞介素-4(IL-4;1529559542)、白细胞介素-17(IL-17;1529559542)及白细胞介素-37(IL-37；JL13447)水平，试剂盒均购自上海江莱生物科技有限公司，严格按照试剂盒操作说明进行检测。

4. 不良反应

观察两组患者治疗期间出现皮肤干燥、恶心呕吐等不良反应情况。

5. 统计学方法

使用SPSS 20.0进行统计分析，计数资料采用χ^2检验进行比较，计量资料采用均数±标准差$(\bar{x}\pm s)$表示，比较采用t检验，以$P<0.05$为差异具有统计学意义。

6. 研究结果

（1）两组临床疗效比较

中药组治疗总有效率明显高于西药组（$P<0.05$），见表2-2-2。

表2-2-2　两组临床疗效比较[例(%)]

组别	例数	痊愈	显效	有效	无效	治疗有效率
中药组	50	19(38.00)	14(28.00)	13(26.00)	4(8.00)	46(92.00)
西药组	50	12(24.00)	17(34.00)	9(18.00)	12(24.00)	38(76.00)
χ^2						4.762
P						0.029

（2）两组皮肤屏障功能比较

治疗前,两组患者 TEWL、油脂、表皮含水量及红斑数量比较无明显差异($P>0.05$)。与治疗前相比,两组患者治疗后 TEWL、红斑数量明显降低($P<0.05$),油脂、表皮含水量明显升高($P<0.05$),且中药组 TEWL、红斑数量明显低于西药组($P<0.05$),油脂、表皮含水量明显高于西药组($P<0.05$),见表 2-2-3。

表 2-2-3　两组皮肤屏障功能比较($\bar{x}\pm s$)

组别	例数	TEWL[g/(h·m²)]		油脂(%)	
		治疗前	治疗后	治疗前	治疗后
中药组	50	30.85±5.16	18.69±4.25*	68.30±5.84	77.89±4.37*
西药组	50	31.02±5.39	23.32±4.07*	67.95±5.13	71.62±4.16*
t		0.161	-5.564	0.318	7.348
P		0.872	0.000	0.751	0.000

组别	例数	表皮含水量(%)		红斑数量[g/(h·m²)]	
		治疗前	治疗后	治疗前	治疗后
中药组	50	53.72±3.14	71.73±4.16*	450.57±15.30	346.78±12.62*
西药组	50	54.60±3.21	66.18±4.94*	451.26±15.47	398.25±11.39*
t		-1.386	6.077	-0.224	-21.409
P		0.169	0.000	0.823	0.000

注:* 与治疗前比较,$P<0.05$

（3）两组 Acne-QOL 评分比较

治疗前,两组患者 Acne-QOL 评分比较无明显差异($P>0.05$)。与治疗前相比,两组患者治疗后 Acne-QOL 评分明显升高($P<0.05$),且中药组明显高于西药组($P<0.05$),见表 2-2-4。

表 2-2-4　两组 Acne-QOL 评分比较　($\bar{x}\pm s$,分)

组别	例数	治疗前	治疗后
中药组	50	59.04±11.73	108.69±13.61*
西药组	50	58.91±11.48	92.32±12.80*
t		0.056	6.195
P		0.955	0.000

注:* 与治疗前比较,$P<0.05$

（4）两组炎症指标比较

治疗前,两组患者 IL-4、IL-17 及 IL-37 水平比较无明显差异($P>0.05$)。与治疗前相比,两组患者治疗后 IL-4、IL-17 及 IL-37 水平明显降低($P<0.05$),且中药组明显低于西药组($P<0.05$),见表 2-2-5。

表 2-2-5　两组炎症指标比较($\bar{x}\pm s$)

组别	例数	IL-4(ng/L)		IL-17(ng/L)		IL-37(ng/L)	
		治疗前	治疗后	治疗前	治疗后	治疗前	治疗后
中药组	50	30.67± 4.52	23.03± 3.18*	2.78± 0.44	0.53± 0.11*	34.15± 4.62	22.18± 3.77*
西药组	50	31.04± 4.19	25.32± 3.65*	2.76± 0.47	1.49± 0.34*	33.98± 4.73	27.43± 3.82*
t		−0.424	−5.302	0.220	−18.996	0.182	−6.917
P		0.672	0.001	0.827	0.000	0.856	0.000

注:* 与治疗前比较,$P<0.05$

（5）两组不良反应情况比较

治疗期间,西药组出现皮肤干燥 1 例,不良反应发生率为 2.00%,中药组出现皮肤干燥 1 例、恶心呕吐 2 例,不良反应发生率为 6.00%,两组患者不良反应发生率比较无明显差异($\chi^2=0.260,P=0.610$),且不良反应均予以对症治疗后消失。

分析讨论

玫瑰痤疮是一种慢性皮肤炎症性疾病,多发于 30 岁以上的女性。目前,临床上关于玫瑰痤疮的发病机制仍存较大争议,研究认为其发病与免疫功能障碍、蠕形螨属感染及暴露于紫外线辐射等因素有关。中医治疗玫瑰痤疮历史悠久,《诸病源候论》中论述其为"酒齄",研究认为其病机为痰、瘀、湿、热或火等因素所致,使体内升发之气上蒸于面部而不能散发,郁结于皮肤表面,进而侵袭鼻部及面部,局部皮脂分泌物过盛,毛窍阻塞而发;故治疗应以调和气息、软化瘀结、清热凉血为主。本研究中,西药组采用夫西地酸和盐酸多西环素治疗,中药组在西药组基础上口服益气祛邪方治疗,结果发现,中药组治疗总有效率显著高于西药组,说明益气祛邪方辅助治疗玫瑰痤疮患者疗效更为显著。

发生玫瑰痤疮后患者皮肤屏障受损,皮肤角质层被破坏,导致皮损皮肤出现水分丢失,毛孔增大,弹性降低,皮脂腺分泌增加,pH 值降低等表现。本研究结果显示,两组患者治疗后 TEWL、红斑数量显著降低,油脂、表皮含水量及 Acne - QOL 评分显著升高,且中药组 TEWL、红斑数量显著低于西药组,油脂、表皮含水量及 Acne - QOL 评分显著高于西药组,说明经治疗后玫瑰痤疮患者皮肤屏障功能及生活质量均得以改善,且益气祛邪方辅助治疗的效果更好。

盐酸多西环素具有抗菌、抗炎作用,可抑制中性粒细胞趋化及炎性反应,对改善玫瑰痤疮相关症状具有良好效果;夫西地酸能够抑制核糖体的易位,干扰细菌延长因子 G 的作用,阻碍细菌蛋白合成,达到抗菌的效果,两者联用可有效促进皮肤伤口愈合,恢复机体皮肤屏障功能,进而提高患者生活质量。另外,益气祛邪方以南沙参、茯苓、炒白术、生地黄、金银花、连翘、芦根、青蒿、丹参、桑叶、赤芍、野菊花、焦栀子、丹皮、黄芩为主要成分,其中南沙参具有润肺养胃、清热养阴之效;茯苓具有利水消肿之效;炒白术、金银花、连翘、桑叶、野菊花、焦栀子具有清热解毒之效；生地黄、青蒿具有清热凉血、养阴生津之效；芦根具有清热化湿之效；丹参具有活血祛瘀之效；赤芍、丹皮具有清热凉血、散瘀消肿之效；黄芩具有清热燥湿之效。诸药合用共奏清热祛邪、益气补阴之效。益气祛邪方中丹参的有效成分丹参酮具有抗菌消炎的作用，可通过改善机体血液循环，促进皮肤伤口愈合，从而改善面部皮肤状况；青蒿的有效成分可抑制皮肤癣菌、痤疮丙酸杆菌、金黄葡萄球菌等细菌繁殖或诱导其凋亡，从而缓解皮肤病理损伤，改善一系列临床症状，有效促进患者早日恢复。

研究表明，炎症因子在痤疮发病过程中起到关键作用，在痤疮发病初期，机体在促炎因子的作用下会大量释放炎症因子，导致皮肤炎症反应的产生。IL-4、IL-17及IL-37是机体内重要的炎症因子，其大量合成分泌，可加重皮肤炎症反应。本研究结果发现，两组患者治疗后IL-4、IL-17及IL-37水平显著降低，且中药组显著低于西药组；两组患者不良反应发生率比较无显著差异。说明益气祛邪方辅助治疗玫瑰痤疮患者具有一定安全性，且可减轻机体炎症反应。盐酸多西环素可抑制基质金属蛋白酶的表达，减少炎症因子的释放，降低活性氧簇水平，并抑制一氧化氮引起的血管扩张，从而减轻机体炎症反应；夫西地酸可增强机体免疫力，使细菌快速消除，减轻皮肤组织水肿、渗出、变性及坏死，进而有效控制炎症反应。

此外，益气祛邪方中的茯苓成分可抑制金黄葡萄球菌、白色葡萄球菌等细菌，加上茯苓中的三萜类化合物1和12为蛇毒液的磷脂酶A2抑制剂，能够抑制痤疮丙酸杆菌繁殖，缓解皮肤病理损伤，进而减轻炎症反应；金银花成分可通过NF-κB通路发挥对皮肤的保护作用，减少炎症相关基因的转录，抑制炎症因子的分泌，从而减轻皮肤炎性损伤。

综上所述，益气祛邪方辅助治疗玫瑰痤疮患者临床疗效显著，可改善皮肤屏障功能，减轻机体炎症反应，提高生活质量，且具有一定安全性。

丹参酮IIA磺酸钠注射液背部穴位注射治疗背部炎症阶段痤疮

痤疮根据临床表现可分为炎症阶段、非成熟瘢痕阶段和成熟瘢痕阶段,其中炎症阶段的表现以粉刺、丘疹、脓疱、结节为主。目前对痤疮的炎症阶段以抗痤疮丙酸杆菌及表皮葡萄球菌治疗为主,传统治疗以口服四环素类药物为首选,外治以过氧苯甲酰类制剂为主,但对背部痤疮炎性皮损目前疗效欠佳,所以背部是目前痤疮难治区域之一。宁波市中医院采用丹参酮ⅡA磺酸钠注射液背部穴位注射治疗背部炎症阶段痤疮患者,获得满意疗效。现报道如下。

临床研究

1. 资料及标准

一般资料 收集 2010 年 1 月至 2011 年 10 月宁波市中医院收治的背部痤疮患者 103 例,随机分为 2 组。治疗组 53 例,其中男 20 例,女 33 例;年龄 18～35 岁,平均 23.5 岁;病程 3 个月至 7年,平均 1.1 年;皮损数 15～60 个,平均 35 个。对照组 50 例,其中男 22 例,女 28 例;年龄 19～37 岁,平均 24.6 岁;病程 2 个月至 6 年,平均 1.2 年;皮损数 16～58 个,平均 34 个。2 组病例的年龄、病程、性别构成比及病情等级差异均无统计学意义(均 $P >$ 0.05)。

入选标准 皮损以丘疹、脓疱表现为主,米粒至绿豆大小,暗淡红或深红色,时有痒或痛感。皮损数 15～60 个,均分布于项、背部,呈对称性。

排除标准 ①入选治疗前 1 个月内接受过抗生素、性激素、皮质类固醇及维 A 酸外用等药物治疗者;②对打针恐惧及有晕针史者;③6 个月内系统使用维 A 酸类药物者;④停药 3 个月内准备怀孕者;⑤妊娠或哺乳期妇女;⑥因其他疾病需使用对痤疮有影响的药物或治疗者;⑦有心、肝、肾及血液等系统疾病患者;⑧治疗过程中难以接受治疗反应者。

2. 治疗方法

治疗组予丹参酮ⅡA磺酸钠注射液(上海第一生化药业有限公司生产,规格 2 mL/10 mg/支)双侧肺俞穴或三焦俞穴注射,每次注射 2 穴,前 2 次注射药液 0.5 mL/(次·穴),第 3 次开始注射药液 1 mL/(次·穴),每周注射 2 次,每次注射后卧床休息 15 min。对照组:口服多西环素片 0.1 g,bid;每晚睡前外用 1 次 5%过氧苯甲酰凝胶。

1 个月为 1 个疗程,1 个疗程后观察疗效。治疗期间嘱患者:忌食油腻辛辣之品;多吃新鲜蔬菜、水果,保持大便通畅;停用化妆品;保持生活节奏规律性;日间避光。

3. 疗效评定

痊愈 皮损全部消退,自觉症状消失。

显效 100%＞皮损消退≥70%,症状明显改善。

有效 70%＞皮损消退≥30%,症状有所改善。

无效 皮损消退＜30%或加重,症状无改善。

4. 治疗结果

治疗组痊愈 30 例,显效 15 例,有效 6 例,无效 2 例,愈显率 84.9%。对照组痊愈 16 例,显效 15 例,有效 13 例,无效 6 例,愈显率 62%。两组愈显率差异有统计学意义($P＜0.05$)。

5. 不良反应

治疗组中背部穴位注射后患者局部均会出现酸胀痛症状,一般 15 min 后自然消失。故建议注射后患者卧床 15 min,待酸胀痛症状消退后再离开诊室,少数患者局部反应可能会持续 1 天至 1 周后消退。

对照组用过氧苯甲酰凝胶后部分患者出现皮肤红斑、干燥、脱屑、瘙痒、烧灼感和刺痛感等,减少用药次数和用药浓度,一般可缓解。有 2 例出现胃肠道症状(1 例为恶心、1 例为胃部不适),1 例谷草转氨酶轻度增高,对症处理后缓解,均不影响进一步治疗。

分析讨论

现代医学认为痤疮的病因与患者的皮脂分泌旺盛、毛皮脂导管堵塞、雄激素旺盛及局部细菌感染等有关。有报道在 30 个痤疮皮损中分离出痤疮丙酸杆菌的有 21 个皮损,同时分离出痤疮丙酸杆菌和表皮葡萄球菌的有 17 个皮损,痤疮丙酸杆菌和表皮葡萄球菌两菌在痤疮的不同发展阶段都存在,而且从第 1 阶段无炎症的黑头粉刺到严重的脓疱、结节,都可特征性地同时查到这两种菌。

丹参酮是从中药丹参中提取,具有活血化瘀、凉血消肿的功效,现代医学证实其具有抗炎、广谱抗菌的作用,研究表明,丹参酮还可通过直接抑制皮脂腺细胞的增殖与脂质合成,或间接下调皮脂腺细胞雄激素受体,降低皮脂溢出率,并使患者异常的血清睾酮降至正常水平,因而在痤疮致病的 3 个环节都能发挥作用。但丹参酮类制剂目前临床应用多以胶囊口服为主,与多西环素、米诺环素等四环素类比较药疗效相当或更佳,但起效较慢,一般两者均需 2~3 个月才能达到较高的有效率。为寻求更短的起效时间,故临床选择丹参酮类针剂治疗,而丹参酮ⅡA磺酸钠是从丹参中分离的二萜醌类化合物丹参酮ⅡA,经磺化而得到的水溶性物质,主要成分有隐丹参酮、丹参酮及羟基丹参酮。

目前，丹参酮ⅡA磺酸钠注射液在临床上的应用主要以心血管方面为主，应用于痤疮治疗临床报道较少。根据临床应用的结果来看，在人体应用丹参酮ⅡA磺酸钠注射液的毒副作用不明显，肝肾功能未见明显异常，故选用丹参酮ⅡA磺酸钠注射液治疗背部炎症阶段痤疮，且疗效较好。

痤疮又属中医的"肺风粉刺"范畴，《外科启玄》中指出本病因"肺气不清，受风而生，或冷水洗面，热血凝结而成"，说明本病病因乃肺经热毒瘀滞而发病。故治疗当以清热解毒、活血化瘀为主。足太阳膀胱经主要分布在腰背部、项、头顶及额，根据"循经取穴"原则，即经脉所通，主治所及，故通过刺激膀胱经穴能治疗头面、颈项、背部之痤疮皮损。足太阳膀胱经背部俞穴中肺俞位于背之上部，三焦俞位于腰部。肺俞为足太阳膀胱经穴，肺之背部俞穴，为肺气转输、输注之穴，是治肺病的重要腧穴，具有清热和营、宣通肺气之功效；三焦俞是三焦之气转输、输注之穴，主三焦病。故通过刺激肺俞、三焦俞可起到宣肺清热、和营通络之功效，更能治疗背部范围内痤疮皮损。

丹参酮ⅡA磺酸钠注射液背俞穴注射治疗，一方面通过针具、药液对经穴的机械性刺激，作用于局部；另一方面通过经穴给药，更能使药物发挥其特有的抗菌降脂、抗雄激素的治疗作用。临床观察疗效优于传统治疗，且治疗方便，不良反应少，值得临床应用。

本部分改编自：陈宁刚，应力健.丹参酮ⅡA磺酸钠注射液背部穴位注射治疗背部炎症阶段痤疮疗效观察[J].现代实用医学，2012,24(4):415-417.

四 克林霉素穴位注射治疗背部丘疹脓疱型痤疮

宁波市中医院皮肤科自 2004 年 10 月至 2005 年 10 月,共治疗丘疹脓疱型痤疮患者 45 例,采用克林霉素针穴位注射治疗,获得满意疗效。现报道如下。

临床研究

1. 资料及标准

一般资料 87 例中男 35 例,女 52 例;年龄 18～35 岁,平均 23.5 岁;病程 3 月～7 年,平均 1.1 年;皮损以丘疹、脓疱表现为主,约米粒至绿豆大小,暗淡红或深红色,时有痒或痛感;皮损数 15～60 个,均分布于项、背部,呈对称性。87 例随机分为 2 组,治疗组 45 例,对照组 42 例。2 组病例的年龄、病程、性别构成比、病情等级差异无统计学意义。

排除标准 ①入选治疗前 1 个月内接受过抗生素、性激素、皮质类固醇、过氧苯甲酰、维 A 酸外用等药物治疗者;②对打针恐惧及有晕针史者;③6 个月内系统使用维 A 酸类药物者;④停药 3 月内准备怀孕者;⑤妊娠或哺乳期妇女;⑥因其他疾病需使用对痤疮有影响的药物或治疗者;⑦有心、肝、肾、血液等系统疾病患者;⑧治疗过程中难以接受治疗反应者。

2. 治疗方法

（1）治疗组

予克林霉素液（注射用盐酸克林霉素粉针 0.1 g 予 2% 利多卡因针 4 mL 溶解成液）双侧肺俞穴、三焦俞穴注射，每穴注射药液 1 mL，每周注射 1 次。

（2）对照组

口服多西环素 0.1 g，2 次/d。每晚睡前外用 1 次 0.1% 斑赛霜。1 个月为 1 个疗程，1 个疗程后观察疗效。治疗期间嘱患者：忌食油腻辛辣之品，多吃新鲜蔬菜、水果，保持大便通畅；停用化妆品；保持生活节奏规律性；日间避光。

3. 疗效评定

痊愈 皮损全部消退，自觉症状消失。

显效 为皮损消退≥70%，症状明显改善；有效为皮损消退≥30%，症状有所改善。

无效 皮损消退不足 30% 或加重，症状无改善。

4. 研究结果

治疗组 45 例中痊愈 27 例，显效 12 例，有效 4 例，无效 2 例，愈显率 86.67%。对照组 42 例中痊愈 14 例，显效 12 例，有效 10 例，无效 6 例，愈显率 61.90%。2 组经检验有显著差异（$P < 0.05$）。

5. 不良反应

治疗组中穴位注射后患者均局部有酸胀不适感，一般持续 2 天，少数持续 1 周；3 例病人注射后口中有苦味感。对照组患者外用斑赛霜后部分患者出现皮肤红斑、干燥、脱屑、瘙痒、烧灼感和刺痛感等，减少用药次数和用药浓度，一般可缓解；有 2 例出现胃肠道症状（1 例为恶心，1 例为胃部不适），1 例 AST 轻度增高，对症处理后缓解,均不影响进一步治疗。

分析讨论

痤疮背部炎性皮损治疗目前疗效欠佳,一者患者外用药难以独立完成,一者内服对背部皮损区疗效不大,所以背部痤疮是目前痤疮难治区域之一。为寻求有效治疗方法,选用背俞穴局部药物注射治疗,结果疗效佳,且治疗方便。

痤疮属中医的"肺风粉刺"范畴,《外科启玄》中指出:"肺气不清,受风而生,或冷水洗面,热血凝结而成。"说明本病病因乃肺经热毒瘀滞而发病。故治疗当以清热解毒、活血化瘀为主。足太阳膀胱经主要分布在腰背部、项、头顶、额,根据"循经取穴"原则,即经脉所通,主治所及,故通过刺激膀胱经穴能治疗头面、颈项、背部之痤疮皮损。足太阳膀胱经背部俞穴中肺俞位于背之上部,三焦俞位于腰部,而痤疮背部皮损主要集中于背部,通过穴位刺激肺俞、三焦俞能治疗背部范围内痤疮皮损。且肺俞为足太阳膀胱经穴,肺之背俞穴,为肺气转输、输注之穴,是治肺病的重要腧穴,具有清热和营、宣通肺气之功效;三焦俞是三焦之气转输、输注之穴,主三焦病,故通过刺激肺俞、三焦俞可起到宣肺清热、和营通络之功效。

现代医学认为,痤疮根据临床表现可以被分为三大阶段:炎症阶段、非成熟瘢痕阶段和成熟瘢痕阶段。其中炎症阶段的表现以粉刺、丘疹、脓疱、结节为主。有研究报道,在30个痤疮皮损中分离出痤疮丙酸杆菌的有21个皮损,分离出表皮葡萄球菌的有26个皮损,同时分离出痤疮丙酸杆菌和表皮葡萄球菌的有17个皮损。痤疮丙酸杆菌和表皮葡萄球菌两菌在痤疮的不同发展阶段都存在,而且从第一阶段无炎症的黑头粉刺到严重的脓疱、结节,都可特征性地同时查到这两种菌。

克林霉素对丙酸杆菌属、表皮葡萄球菌、金黄葡萄球菌均有抗菌活性,方氏等报道外用1‰克林霉素治疗痤疮炎性皮损疗效较佳,耐受性和安全性较好,故用克林霉素针穴位注射,一方面通过针具、药液对经穴的机械性刺激,另一方面通过经穴给药,使药物发挥其特有的抗菌治疗作用,达到抗菌效果。而局部注射克林霉素针疼痛明显,故予2%利多卡因稀释局麻。克林霉素针背俞穴注射治疗背部丘疹脓疱型痤疮疗效佳,治疗方便,值得临床应用。

本部分改编自:陈宁刚.克林霉素穴位注射治疗背部丘疹脓疱型痤疮45例[J].实用中西医结合临床,2007,7(2):30-31.

复方倍他米松联合盐酸克林霉素局部封闭治疗囊肿性痤疮

宁波市中医院皮肤科自 2005 年 8 月至 2006 年 1 月应用复方倍他米松(商品名:得宝松,先灵葆雅制药有限公司)联合盐酸克林霉素局部封闭治疗囊肿性痤疮 32 例,现报道如下。

临床研究

1. 临床资料

63 例病例中,男 43 例,女 20 例;年龄 17～35 岁,平均 24.5 岁;病程 3 月～4 年,平均 1.5 年;囊肿数目 1～11 个,皮损分布于颜面、颈部,呈对称性,约绿豆至黄豆大小,圆形或椭圆形,暗红色,与皮肤粘连,质软,有轻度触痛。63 例随机分为两组,治疗组 32 例,对照组 31 例。两组病例的年龄、病程及皮疹数目差异无统计学意义。

2. 治疗方法

(1) 治疗组

皮损部位予 75% 酒精常规消毒,选用 1 mL 注射器,根据损害大小在囊肿内注入得宝松与盐酸克林霉素及 2% 利多卡因混合液(混合液配伍处方如下:先将注射用盐酸克林霉素粉针 0.45 g 与 2% 利多卡因针 4.5 mL 溶解成液,再将得宝松针 0.5 mL 与盐酸克林霉素液 0.5 mL 混合配成),使皮损充盈变白为度,一般使用量为 0.1～0.3 mL。注射后局部予酒精棉球按压 5 min,血止后即可。每人每次局部用药量得宝松小于 0.5 mL。对囊肿数目多者，1 次用药量限制下不能 1 次治疗的囊肿于第 2 周补充治疗 1 次。用药后每周随访 1 次，2 周后观察疗效，根据皮损的变化决定是否继续用药。一般同一部位连续用药不超过 3 次。用药后若皮损加重则不再继续用药。

（2）对照组

对照组皮损内注射倍他米松磷酸钠注射液与盐酸克林霉素及 2% 利多卡因混合液。混合液配伍处方如下：倍他米松磷酸钠注射液 0.2 mL（1.05 mg）用注射用水稀释到 0.5 mL，再与盐酸克林霉素液（配法同治疗组）0.5 mL 混合配成。注射方法同上，每人每次局部用药量倍他米松磷酸钠小于 1.0 mg。

两组均同时口服复方丹参片 3 粒，3 次/d，共 6 周。

3. 疗效评定

痊愈 囊肿全部消退，自觉症状消失。

显效 囊肿消退≥70%，症状明显改善。

有效 囊肿消退≥30%，症状有所改善。

无效 囊肿消退不足 30% 或加重，症状无改善。

4. 研究结果

（1）治疗组

痊愈 30 例，显效 1 例，有效 1 例，无效 0 例，治愈率 93.75%。治疗后除局部皮肤稍有凹陷外，未见明显不良反应。

（2）对照组

痊愈 11 例，显效 7 例，有效 9 例，无效者 4 例，治愈率 35.48%。治疗后除局部皮肤稍有凹陷外，未见明显不良反应。两组治愈率比较有显著性差异（$P<0.01$）。

分析讨论

痤疮是一种毛囊皮脂腺的慢性炎症性疾病，越来越多的研究发现,除痤疮丙酸杆菌外,脂质中的一些成分如花生四烯酸、游离脂肪酸及促炎症因子等均参与痤疮炎症反应,当炎症波及真皮结缔组织,可引起炎症性肉芽肿反应,形成结节、囊肿,因囊壁较厚,血液中的药物成分不易渗入病灶,一般的口服疗法或外擦药物治疗疗效均不理想。故予针对痤疮丙酸杆菌的抗生素加抑制炎症的糖皮质激素组成配方,局部注射治疗囊肿以达到理想治疗效果。

方丽华等曾报道外用1%克林霉素治疗痤疮炎性皮损疗效较佳,耐受性和安全性较好,故抗生素选用盐酸克林霉素;激素选用抗炎效价较高的倍他米松;再予复方丹参片口服活血化瘀、改善局部血循环、促进炎症恢复。但治疗组与对照组疗效差异明显,比较用药差异,两组混合注射液中倍他米松磷酸钠浓度相当,治疗组比对照组多出了二丙酸倍他米松成分。

1 mL得宝松含二丙酸倍他米松5 mg、倍他米松磷酸钠2 mg,是由一种低溶解性的和一种高度溶解性的倍他米松酯类构成的复合剂,注射后,高溶性倍他米松磷酸钠作为一种速效剂,能被很快吸收而迅速起效,持续作用时间短;而低溶性的二丙酸倍他米松可储存起来被缓慢吸收,作为一种缓释剂,可持续作用3周,能有效抑制炎症介质,抑制肉芽组织中成纤维细胞DNA的合成,阻止细胞分裂,抑制其增生,减轻或预防炎症性粘连和瘢痕形成,从而更长时间更有效地控制症状。故治疗组疗效明显优于对照组。

另外,江连枝曾报道单用曲安奈德局封治疗囊肿性痤疮有效率达85.1%,结合本组治疗结果说明局部封闭治疗中起主要作用者为糖皮质激素,且缓释剂疗效明显优于速效剂,故推荐局部封闭中应用缓释糖皮质激素。

本部分改编自:陈宁刚. 复方倍他米松联合盐酸克林霉素局部封闭治疗囊肿性痤疮疗效观察[J]. 中国皮肤性病学杂志,2006,24(8):485-486.

口服小剂量异维 A 酸治疗白头粉刺型痤疮

痤疮是一种青春期常见的毛囊皮脂腺的慢性炎症性疾病,早期治疗比较重要且有意义。而痤疮各皮损的起源均来自粉刺,特别是白头粉刺,故治疗白头粉刺尤为重要。异维 A 酸胶丸是目前治疗中、重度痤疮疗效较为显著的一种口服药,它不仅可以控制炎症的发展,而且可以溶解粉刺,减少中、重度痤疮瘢痕的形成。宁波市中医院应用异维 A 酸口服治疗白头粉刺型痤疮 53 例,取得良好效果。现报道如下。

临床研究

1. 资料及标准

一般资料 收集宁波市中医院皮肤科 2010 年 3 月至 2011 年 8 月门诊收治的 106 例白头粉刺型痤疮患者,随机分为 2 组:治疗组 53 例,男 24 例,女 29 例;平均年龄 21.6 岁;病程 2 周至 1 年,平均病程 3.2 个月;对照组 53 例,男 22 例,女 31 例;平均年龄 22.5 岁;病程 1 周至 8 月,平均病程 4.1 个月。2 组观察对象病情严重程度、病程、年龄及性别等差异无统计学意义。

纳入标准白头粉刺型痤疮皮损个数>20 个。

排除标准 ①入选前 4 周内使用过抗生素或进行其他抗痤疮药物治疗者;②有心、肝及肾等重要脏器疾患或高脂血症及糖尿病患者;③孕妇及哺乳期妇女或近 1 年内准备怀孕者;④未坚持完成

8周的治疗者。

2. 治疗方法

治疗组连续给异维A酸胶丸(商品名泰尔丝,上海信谊延安药业有限公司生产)20 mg/d,分2次口服,连用4周后减为10 mg/次/d,总疗程8周;对照组外用0.025%维A酸软膏(湖北恒安药业有限公司生产),2次/d,连用8周。治疗期间嘱患者忌食辛辣及油腻食物,避免日晒,停用一切护肤品,用温水洗脸,要求每周复诊1次,记录皮损形态、数目变化及药物不良反应。治疗前后均做血常规、肝功能及血脂测定。

3. 疗效评定

按卫生部皮肤病药物临床研究指导原则进行分级。

痊愈　皮损完全消退。

显效　皮损消退≥60%。

有效　60%>皮损消退≥20%。

无效　皮损消退<20%或加重。

4. 统计方法

2组疗效差异比较采用χ^2检验,$P<0.05$为差异有统计学意义。

5. 研究结果

治疗组痊愈26例,显效13例,有效10例,有效率92.5%;对照组痊愈16例,显效8例,有效8例,有效率60.4%。2组总有效率差异有统计学意义($\chi^2=13.35$,$P<0.05$)。另外,观察发现2组患者在服药后的起效时间以治疗组起效较快,大部分患者于用药后1周开始起效,油脂分泌明显减少,4周后明显好转,5周后疗效达到最佳状态。而外用组患者治疗中皮疹出现反复概率较高,8周左右皮损控制较为稳定。

6. 不良反应

服药期间治疗组出现全身皮肤干燥脱屑 5 例（9.4%），全身皮肤瘙痒 2 例（3.8%），唇炎 6 例（11.3%），月经紊乱 3 例（5.7%），胃部不适 1 例（1.9%），治疗结束后血脂升高 1 例（1.9%），肝功能均无异常。对照组出现局部皮肤干燥脱屑 20 例（37.7%），局部皮肤瘙痒 14 例（26.4%），局部皮肤刺激性红斑 6 例（11.3%），无唇炎、胃部不适，血脂和肝功能均无异常，停药 1 个月后上述不良反应均恢复正常。外用维 A 酸组的皮肤出现红斑脱屑、瘙痒及红斑的不良反应率较口服组明显增高，口服异维 A 酸组的唇炎发生率较高，结束疗程后的随访中，发现口服组复发率更少。

分析讨论

痤疮发病与皮脂溢出旺盛、雄激素功能亢进、毛皮脂导管堵塞及局部微生物感染有关。其皮损有黑头、白头粉刺、炎性丘疹脓疱、结节囊肿及瘢痕色沉等，而各种皮损的发病皆源自粉刺，尤其是白头粉刺，因白头粉刺堵塞位置相对较深，不与皮肤外界相通，更易引起细菌感染而发展成炎性丘疹脓疱及结节囊肿等后继皮损，故治疗白头粉刺对治疗痤疮而言尤为关键。

目前，治疗白头粉刺多用维 A 酸类药物，特别是异维 A 酸。异维 A 酸是一种人工合成的维生素 A 类似物，泰尔丝是一种口服密封软胶丸剂型，在制剂中加入了抗氧剂和遮光剂，避免了维 A 酸类药物的见光分解，从而保证了药物的稳定性。软胶丸内是混悬型溶液，药物的颗粒直径只有 0.2~0.5 mm，从而确保了药物在体内的快速吸收，提高了药物的生物利用度。它通过抑制角化细胞增生并减弱角质层的黏附力，从而发挥抗角化作用，减少皮脂腺细胞数量和皮脂合成，降低皮脂分泌率。还可抑制中性粒细胞趋化；抑制中性粒细胞过氧化物阴离子形成和溶酶体酶释放；抑制痤疮丙酸杆菌的繁殖；抑制超氧化物阴离子的形成；也能抑制皮肤中胶原酶和明胶酶的形成,从而发挥抗炎作用。

近来研究还表明,泰尔丝可调控与痤疮发病机制有关的炎症免疫介质以及选择性地结合维A酸核受体而发挥治疗作用。可以看出,该药的药理作用正好针对痤疮形成的四个主要原因,可以从根本上治疗痤疮并抑制其复发。20年来,在痤疮治疗领域,异维A酸胶丸一直是国际公认治疗痤疮的金标准,并为国内外临床皮肤科专家首选药物。由于泰尔丝独特的药理作用,可以抑制皮脂的大量分泌,所以会导致服用的时候产生口干的现象,有的还会出现唇炎以及皮肤干燥等,除口干外其他的不良反应发生率都很低,而且都比较轻微,停药就可恢复。口干的现象可采取以下方法来缓解:①外用润唇膏或凡士林,同时要多喝水;②可以同时服用维生素E来减轻皮肤脱屑干燥情况;而小剂量异维A酸口服可减轻上述不良反应,一般都可以度过整个治疗期。

现临床治疗白头粉刺多用维A酸类药物外用,但对多发性白头粉刺疗效欠佳,不良反应较多,病人顺应性差,故今临床改用小剂量异维A酸单一内服治疗,有助于阻止疾病的严重化,疗效佳,对恢复患者身心健康有非常大的意义,有适应证的痤疮患者口服异维A酸治疗宜早不宜晚。

本部分改编自:张文晨,陈宁刚.口服小剂量异维A酸治疗白头粉刺型痤疮疗效观察[J].现代实用医学,2012,24(4):418-419.

650 nm 强脉冲光联合积雪苷霜软膏治疗痤疮萎缩性瘢痕

痤疮属于皮肤科常见慢性多发性疾病,易反复,病程长,遗留各种形态瘢痕(萎缩性和增生性瘢痕),其中以萎缩性瘢痕为主,严重影响美观,进而影响患者的生活质量,甚至心理健康。有研究显示,在 904 例痤疮患者中,有瘢痕例数占 31.6%,其中凹陷性瘢痕占 91.8%。近年来,痤疮后的瘢痕治疗已日益引起重视,相关治疗日新月异,目前激光治疗成为主流,其中又以点阵激光应用最多,姜嵩等提及 IPL 及 OPT 治疗凹陷性瘢痕的安全性,但目前并无相关数据支持及文献叙述。

宁波市中医院自 2012 年起开始应用 420 nm 强脉冲光治疗痤疮及痤疮后瘢痕,对各种原因引起的炎症期痤疮有效,但因其穿透力较浅,对痤疮后瘢痕效果不明显,因此我们用穿透力更深的 650 nm 强脉冲光联合积雪苷霜软膏治疗痤疮后凹陷性瘢痕,取得良好的疗效,现将结果报道如下。

临床研究

1. 资料及标准

一般资料 在 2016 年 6 月～2017 年 6 月,宁波市中医院皮肤科美容门诊接诊的痤疮后萎缩性瘢痕患者 59 例,瘢痕稳定,3 个月内无新发痤疮皮疹,皮肤类型为 Fitzpatrick Ⅲ～Ⅳ 型,接受治疗计划及留存照片(仅用于学术交流)并签署知情同意书。数字随机分为对照组 27 例,研究组 32 例。对照组:男 10 例、女 17 例;年龄 26.77±4.93 岁;研究组:男 9 例、女 23 例;年龄 27.19±4.28 岁。经卡方检验,两组性别构成比无统计学差异($P>0.05$);经 t 检验,两组年龄无统计学差异($P>0.05$),具有可比性;治疗前 ECCA 权重评分,对照组 41.30±7.42,研究组 43.59±8.06,经 t 检验,两组间无统计学差异($P>0.05$),具有可比性。

痤疮瘢痕权重评分(ECCA)　给予萎缩性瘢痕性状及数量一定的权重分值,其中瘢痕性状(即 a 值)分为 3 型:①V 型,直径< 2 mm,点状,a 为 15 分;②U 型,直径 2~4 mm,边缘陡峭,a 为 20 分;③M 型,直径>4 mm,浅表且不规则,a 为 25 分。瘢痕数量半定量值(即 b 值):b=0 为无,b=1 为少量(<5 处),b=2 为中等(5~20 处),b=3 为大量(>20 处)。最后以 a、x、b 作为最终评分。

排除标准　①妊娠及哺乳期妇女;②有瘢痕疙瘩史;③1 周内有日光暴晒史、有光敏药物服用史;④瘢痕周围有皮肤感染者;⑤6 个月内面部做过激光、化学剥脱、填充剂治疗者;⑥皮肤肿瘤;⑦精神异常;⑧外用积雪苷霜软膏过敏者;⑨未能坚持完整疗程者。

2. 治疗方法

(1) 研究组

本组患者采取以色列飞顿公司的辉煌 360 工作平台上 AFT650 手具治疗,其波长范围为 650~950 nm,能量选择:15~ 25 J/cm²,Ⅲ~Ⅳ 皮肤选择 40 ms 脉宽,冷凝 25%~75%开启,治疗过程中患者及医师均佩戴专业的防护镜,治疗部位涂抹冷凝胶 2 mm 厚度,治疗头垂直接触皮肤,使用遮光板在瘢痕处局部治疗 1~2 遍,以皮肤微红为度,治疗后予以冷敷 30 min 左右,治疗后注意防晒,积雪苷霜软膏外用患处日 4 次。4 周治疗一次,共治疗 6 次,24 周为一个疗程。

(2) 对照组

本组患者单用积雪苷霜软膏(上海现代浦东药厂有限公司,国药准字 Z31020564)治疗,每天涂抹患处 4 次,连续治疗 24 周为一疗程。

3. 观察指标

对照组疗程开始及结束时由主诊医师距离患者 30 cm 观察面部情况并进行评分,留存照片;研究组疗程在此基础上,每次治疗前后留存照片。另一名未参与治疗的有经验皮肤科医师整理照片,确认评分基本可靠,根据治疗前后照片对痤疮瘢痕及面部整体肤质对比,采用四级法进行评估面部痤疮瘢痕改善程度。疗程结束 6 周后复诊,拍照,记录皮疹变化及不良反应转归。

拍照标准　清洁面部(卸妆)后,采用相同位置和光源环境(治疗室治疗床卧位,白炽灯下)同一相机拍摄,面部正面 1 张,左右侧面 2 张,上下面部 2 张。

4. 疗效评定

显著　>75％以上瘢痕平整,视觉上微有或无凹凸不平感,颜色接近周边正常皮肤。

有效　51％～75％的瘢痕平整,瘢痕凹凸不平、色泽不均匀表现明显减轻。

一般　26％～50％的瘢痕平整,瘢痕凹凸不平、色泽不均匀视觉可见减轻。

无效　<25％的瘢痕平整,瘢痕凹凸不平、色泽不均匀表现无明显改变或出现新生瘢痕、色素沉着。

5. 患者自身主观感受和舒适程度评价

以 0～3 记录,按 0＝不满意、1＝感觉一般、2＝满意、3＝非常满意评分。

6. 不良反应

记录治疗后 0.5 h 后红斑水肿、24 h 后红斑水肿、治疗区域色素沉着、结痂、痤疮样皮疹(以 0、1 记录:0＝无、1＝有)等不良反应。

7. 统计学方法

本次研究计数资料采取百分比表示,利用统计学软件 SPSS19.0 处理,计数资料行卡方检验,等级资料采取 ridit 检验,将 $P<0.05$ 作为统计学有意义的标准。

8. 研究结果

(1)临床效果对比

治疗结束后,对照组临床疗效评分为:显效 1 例,有效 4 例,一般 11 例,无效 11 例;研究组临床疗效评分为:显效 6 例,有效 11 例,一般 12 例,无效 3 例。见表 2-7-1。

表 2-7-1　两组痤疮萎缩性瘢痕患者临床疗效比较[例(%)]

治疗分组	例数	显著	有效	一般	无效
对照组	27	1(3.70)	4(14.81)	11(40.74)	11(40.74)
研究组*	32	6(18.75)	11(34.38)	12(37.50)	3(9.38)

注:* 与对照组比较,$P<0.05$

(2)患者自身主观感受和舒适程度评价

患者自身主观感受和舒适程度评价:对照组患者 0 分、1 分、2 分、3 分的例数分别为 8、8、7、4 例,研究组分别为 3、7、9、13 例,两组比较(秩和检验),差异有统计学意义($P=0.008$),研究组患者自身主观感受和舒适程度评价优于对照组。见表 2-7-2。

表 2-7-2　两组痤疮萎缩性瘢痕患者自身主观感受和舒适程度评价比较[例(%)]

治疗分组	例数	不满意	感觉一般	满意	非常满意
对照组	27	8(29.63)	8(29.63)	7(25.93)	4(14.81)
研究组*	32	3(9.38)	7(21.88)	9(28.13)	13(40.63)

注:* 与对照组比较,$P<0.05$

（3）不良反应及转归

积雪苷霜软膏偶见过敏者，对照组 1 例使用一周后出现迟发过敏者，3 例使用后出现痤疮反复，中途自动脱落，未纳入统计病例。

AFT650 治疗过程中所有患者有轻至中等灼热感、不适感，均在可耐受范围内；治疗 1～2 分钟后出现轻度潮红、肿胀及灼热感，冰敷后减退。术后不良反应统计：0.5 h 后红斑水肿 15 人 34 次（6 次治疗）；24 h 后红斑水肿 2 人 3 次，均在 2～3 天内自行消退，但遗留色素沉着，局部结痂，痂皮处避免沾水、人为撕落，4～7 天左右自行脱痂，色素减轻，并持续淡化，疗程结束 6 周后色素均变淡，1 例完全消退；痤疮样皮疹 4 人 13 次，未予特殊处理，避免人为挤压，2～10 天内自行消退，无明显瘢痕，1 例患者自行清痘后遗留轻度凹陷，AFT650 治疗后减轻，疗程结束 6 周后已基本平整。未出现持续性红斑、单纯疱疹、局部瘢痕等不良反应。

疗程结束 6 周后复诊，对照组基本无变化，研究组约有 7 例瘢痕有进行性减退，1 例轻度色素沉着，无痤疮样皮疹反复，无凹陷再次加深者。

分析讨论

痤疮萎缩性瘢痕是由胶原蛋白的减少与分布凌乱造成，严重影响美观，治疗难度大。目前，痤疮瘢痕的治疗以点阵激光治疗为主流，另有射频疗法、填充疗法、化学剥脱、皮肤磨削、干细胞疗法等，治疗方法日新月异，但一般创伤较大，患者较痛苦，术后持久性红斑、感染、色素改变、接触性皮炎等不良反应较多，相关问题及远期效果仍需进一步的研究与评估中。

积雪苷霜软膏是主药为积雪草总苷的中成药，有促进创伤愈合作用，对于治疗皮肤溃疡、瘢痕疙瘩及硬皮病有很好的疗效。中医学认为，本病为热毒内盛，瘀血内阻所致，故治以"清热解毒、活血化瘀"的积雪草，而现代医学认为积雪草总苷具有抑制成纤维细胞增殖的作用,目前为临床治疗痤疮萎缩性瘢痕中应用较广泛的无创治疗方法之一。

AFT650 是波长为 650～950 nm 的强脉冲光,其主要治疗方向为脱除多余毛发,因其穿透力深及毛囊,故治疗深度更深,其治疗痤疮瘢痕的治疗原理为:①通过光热嫩肤,改善皮肤微循环,刺激胶原新生及重排,改善痤疮瘢痕和色素沉着;②光穿透皮肤深层引起皮脂腺热损伤,腺体萎缩,皮脂分泌减少。

与其他治疗相比,AFT650 有一定的优势:①本治疗对大多数患者适用,排除条件及禁忌证相对较少,在各种皮肤类型都是比较安全的;②治疗后不良反应小,出现的红斑水肿大部分可在 24 小时内回复正常,少数出现痤疮反复可在 3～10 天内消退,停工期约等于 0,远低于其他疗法;③因治疗不会导致治疗皮肤与正常皮肤之间的明显分界,故治疗只需进行于皮疹区域;④AFT650 兼有减轻红斑、色沉、缩小毛孔、减少油脂、除皱、去黄的美容作用,提高患者满意度;⑤与其他治疗相比,治疗费用便宜许多。但因其治疗作用缓和,治疗效率较低,治疗周期长,需 6 个月左右才相对显效,所以限制了它的临床应用,至少有报道使用 IPL 治疗痤疮瘢痕者。临床可以配合使用积雪苷霜软膏、表皮生长因子等外用提高疗效。

关于治疗后引起的痤疮反复,Carter JJ 等的研究显示,激光脱毛后痤疮样变化的发生率为 6%,但大部分痤疮样变化较轻,持续时间较短。具体机制还不清楚,可能是皮肤毛囊皮脂腺单位破裂,继发感染造成毛囊阻塞形成脓疱。本次研究临床中痤疮样皮疹发生率较高,且效果相对好于未出现皮疹的患者,这可能与本次研究中治疗能量相对偏高有关,临床配合 AFT420 手具治疗可减少痤疮样变化的发生率。

由于临床无法病理取材,本研究采用的评估痤疮瘢痕指标存在缺乏客观的不足,因此下一步研究将寻找评估激光(强脉冲光)治疗痤疮瘢痕的客观指标。

综上,650 nm 强脉冲光联合积雪苷霜软膏治疗痤疮后萎缩性瘢痕疗效肯定,舒适无痛,安全无创,无明显不良反应,是目前治疗中较有效、最安全的选择之一,值得推广。

附:典型病例 3 则

(见本书后彩色插页,图 2 - 7 - 1～图 2 - 7 - 7。)

本部分改编自:叶姝,胡致恺,陈宁刚,叶静静,徐豪亮. 650 nm 强脉冲光联合积雪苷霜软膏治疗痤疮萎缩性瘢痕的效果观察[J]. 浙江医学,2020,42(1):76 - 77,80.

大黄䗪虫胶囊联合 420 nm 强脉冲光治疗痤疮后色素沉着

痤疮是一种毛囊皮脂腺的慢性炎症性皮肤病,黄色人种中痤疮患者产生瘢痕和(或)色素沉着等后遗症的发生率更高,约为52.6%,笔者自 2012 年 9 月～2014 年 12 月间使用大黄䗪虫胶囊联合 420 nm 强脉冲光治疗中重度痤疮炎症后红斑及褐色炎症后色素沉着 32 例,取得较好疗效,且无不良反应,现将结果报道如下。

临床研究

1. 临床资料

64 例患者均为门诊诊断符合中重度痤疮后红斑及褐色炎性色素沉着的患者,排除伴有面部过敏性皮炎及光敏感者,妊娠及哺乳期妇女,伴严重内科疾病者。根据痤疮 pillsbury 法进行分类随机分成两组。治疗组 32 例,其中男性 8 例,女性 24 例;年龄 21～39 岁,平均 27.32 岁;病程 3 个月～3 年,平均 1.36 年。对照组 32 例,其中男性 10 例,女性 22 例;年龄 20～39 岁,平均 27.84 岁;病程 5 个月～3 年,平均 1.45 年。两组患者年龄、性别、病程、严重程度比较,差异无统计学意义($P > 0.05$),具有可比性。治疗患者均签署知情同意书。

2. 治疗方法

（1）治疗组

予大黄蟅虫胶囊（江苏颐海药业有限责任公司，国药准字 Z20054026）配合 420 nm 强脉冲光治疗。大黄蟅虫胶囊主要成分：土鳖虫、熟大黄、生地黄、水蛭、桃仁、白芍等 12 味中药。口服，一次 4 粒，一日 2 次；420 nm 强脉冲光治疗：采用以色列飞顿激光公司生产的 Alma 辉煌 360 光子工作站，选用 420 nm 光子治疗手具，光斑大小为 2 cm×4 cm，能量 8～12 J/cm^2，脉宽 30～50 ms。治疗前建立档案，拍照，让患者清洗面部后于其面部均匀涂 1～3 mm 厚的冷凝胶，根据痤疮的轻重程度、部位大小及皮肤反应进行微调能量密度，选择合适的脉宽，使光斑发射口紧贴皮肤，保证最大限度地防止光波外泄，每两个光斑重叠不超过 30%，操作过程中操作人员和患者佩戴专用防护眼镜，治疗中无须麻醉或麻醉药喷剂，治疗后患者皮肤微红，并略有灼痛或针刺感，可外用冰水湿敷等，3 天内禁用热水清洗治疗部位，外出注意防晒。每周治疗 1 次，连续治疗 8 周为 1 疗程。

（2）对照组

口服维生素 E、维生素 C。维生素 E 为天然型维生素 E 软胶囊（来益，浙江医药股份有限公司新昌制药）每次 0.1 g，每日 2 次；维生素 C 片，每次 0.2 g，每日 3 次；同时采用 420 nm 强脉冲光治疗。操作方法和疗程同治疗组。

3. 疗效评定

治疗 8 周后医生与患者以拍摄治疗前后照片的皮损消退情况进行疗效判定。

痊愈 皮损消退≥90%。

显效 皮损消退 60%～90%。

有效 皮损消退 30%～60%。

无效 皮损无明显好转或皮损消退≤30%或加重。

总有效率＝（痊愈例数＋显效例数＋有效例数）/总例数×100％。

4. 研究结果

两组临床疗效比较见表2-8-1。治疗组总有效率96.86％，对照组总有效率81.25％，两组总有效率经统计学检验，有显著性差异（$P<0.05$）。

表2-8-1　两组临床疗效比较

组别	例数	痊愈	显效	有效	无效	总有效率
治疗组	32	13	12	6	1	96.86％*
对照组	32	9	10	7	6	81.25％

注：* 与对照组比较，$P<0.05$。

分析讨论

痤疮后色素沉着属于炎症后色素沉着，不经治疗大多需要6～12个月才能消退，但仍约有30％最终成为永久性色素沉着。光子治疗痤疮是目前比较先进的一项技术，其疗效好，痛苦小，治疗后不易反复，我们使用420 nm的强脉冲光，其发射出的蓝光部分，可穿透皮肤，激发卟啉释放出单态氧离子，高效杀灭痤疮丙酸杆菌，达到治疗效果。而发射出的红光部分具有更深的穿透力，有效地改善了局部微循环，促使炎症吸收加快，增加胶原合成，促进组织的重整和修复，有效改善瘢痕及色沉。我科采用每周1次的治疗频率在保证达到治疗效果的同时又给予皮肤自我修复的间期，在痤疮非急性期对色素沉着的修复效果更为理想。

中医学认为，面部色素沉着属于黧黑斑范畴，气滞血瘀是总的病机。大黄䗪虫胶囊，方中䗪虫攻下结血，大黄逐瘀攻下、凉血清热,共为君药。桃仁、蛴螬、水蛭、虻虫助君药以活血通经、攻逐瘀血,共为臣药。黄芩配大黄以清瘀热,杏仁配桃仁以润燥结,有利于祛瘀血,诸药合用,奏祛瘀生新之效,而且大黄䗪虫胶囊能扩张外周血管,增加面部血流量,抑制血小板聚集功能和改善微循环作用,从而达到去斑的作用。笔者通过中药大黄䗪虫胶囊联合420 nm强脉冲光,中西结合、内外合治使治疗效果更显著,并且鲜有不良反应发生,值得临床应用。

本部分改编自:叶静静.大黄䗪虫胶囊联合420 nm强脉冲光治疗痤疮后色素沉着32例[J].浙江中医杂志,2015,50(09):665.

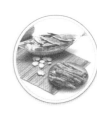

第三章 痒疹篇

刺络拔罐与火针疗法治疗慢性湿疹疗效比较

湿疹(Eczema)是多种内外因素相互作用导致的迟发型超敏反应,根据病程可分为急性期、亚急性期和慢性期。本病病因不清,病情顽固,反复难愈。西医大多对症治疗,以局部外用类固醇皮质激素软膏及全身抗过敏药物为主;中医多为辨证论治,而在传统治疗方法中,刺络拔罐和火针疗法是治疗慢性疹疗效较确切的方法,但文献尚无两种方法疗效的比较。笔者在临床中验证前者疗效优于后者,但后者在治疗小面积皮损及关节活动部位皮损更有优势,现总结报道如下。

临床研究

1. 资料及标准

一般资料 所有病例均来自 2014 年 5 月～2015 年 5 月期间就诊于宁波市中医院皮肤科门诊的患者,符合慢性湿疹诊断标准,按随机数字表法将 96 例患者分为 3 组,每组 32 例。A 组男 19 例,女 13 例,年龄 21～60 岁,平均(40.24±2.05)岁;病程 6 个月～33 年,平均(5.24±2.15)年,治疗前总评分(13.57±0.20)分;B 组男 18 例,女 14 例,年龄 25～62 岁,平均(42.00±2.18)岁;病程 7 个月～28 年,平均(5.14±2.24)年,治疗前总评分(12.43±0.31)分;C 组男 15 例,女 17 例,年龄 23～62 岁,平均(41.00±2.18)岁;病程 6.5 个月～29 年,平均(5.37±2.31)年,治疗前总评分(12.79±0.27)分。3 组性别、年龄、病程及治疗前总评分差异均无统计学意义($P>0.05$)，具有可比性。

纳入标准 ①符合《临床皮肤病学》中的慢性湿疹的诊断标准；②年龄在 18～65 岁；③皮损总面积未超过全身面积的 30%；④观察前 2 周内未使用任何治疗湿疹的药物或其他治疗方法；⑤未服过避孕药及其他影响内分泌及免疫的药物；⑥签署知情同意书。

排除标准 ①皮损位于面部或阴部；②合并细菌、真菌或病毒感染者；③对糠酸莫米松乳膏中的相关成分过敏者；④合并糖尿病或严重心、肝、肾病或造血系统功能障碍和精神病患者；⑤经期、妊娠、哺乳期妇女或机体免疫功能低下者；⑥易晕针或晕血者。

2. 治疗方法

（1）A 组

刺络拔罐联合糠酸莫米松包敷治疗。因点刺时有轻度疼痛，施治前先向患者解释治疗过程，以消除疑虑，缓解精神紧张。

针具选择：在安全性、操作便捷和患者舒适度的综合考量下，使用一次性皮试针头进行点刺放血操作。

选穴：阿是穴（皮损局部），偏湿热者加脾俞、大椎，偏血虚风燥者加肺俞、膈俞。

操作过程：嘱患者取卧位或坐位，以充分暴露皮损、便于操作和自觉舒适为目的皮损部位 75% 乙醇棉球常规消毒后，左手作为押手舒张局部皮肤，以减小进针阻力，减轻进针疼痛感，右手持针，针尖对准皮损部位，快速浅刺，以刺破血络，轻度出血为度，$0.3 \text{cm}^2/1$ 针；点刺结束后局部拔火罐，10～15 min 后取下，用消毒棉球擦去拔出的血液；结束后用糠酸莫米松乳膏涂于患处，约 5 分硬币的厚度，再用无菌纱布或敷料将其包敷好，24 h 后取下纱布或敷料。其他时间不再外用糠酸莫米松乳膏。大椎及背俞穴处每穴点刺数下，以微出血为度，然后拔罐，拔罐后不必药膏包敷，其余操作瘦削、骨骼、关节部位施以点刺后，用宁波市中医院自制气罐（有不同规格,根据部位需要选择)进行拔吸。刺络拔罐后2d内,皮损局部避免碰水,以预防感染。7d治疗1次,疗程为3周。

(2) B组

火针联合糠酸莫米松外用。因烧红的火针往往令患者感到畏惧,因此施治前先向患者解释治疗过程,以消除疑虑,缓解精神紧张。

选用直径0.45mm的中粗火针,嘱患者取卧位或坐位,以充分暴露皮损、便于操作和自觉舒适为目的,皮损部位75%乙醇棉球常规消毒后,医者左手持夹有乙醇棉球的血管钳,点燃后移近针刺部位,右手以握笔式姿态持针,待针尖及针体前段烧至发白后垂直快速点刺皮损部位,针刺深浅根据局部皮损厚薄而定,针刺密度约每针0.3 cm²。根据病变范围大小的不同,由病变中心向外缘点刺,点刺后迅速出针。若局部有出血,用消毒干棉球擦拭,结束后用糠酸莫米松乳膏涂于患处,用法同A组。7d治疗1次,疗程为3周。

(3) C组

口服地氯雷他定分散片联合糠酸莫米松乳膏薄涂。地氯雷他定片5mg/片(芙必叮,海南普利制药有限公司生产),晚1次口服,皮损局部温水洗净后,将药膏薄涂于患处,2次/d。疗程为3周。

在治疗期间嘱咐患者避免搔抓、摩擦、碱性肥皂及洗涤剂接触患处或开水烫洗,避免穿化纤衣物,忌烟酒及辛辣刺激食物。同时引导患者保持心情放松,心理健康。

3. 观察指标

(1) 疗效观察

分别于治疗1周、2周、3周后随访填写观察表格,临床观察指标包括皮损情况(皮损面积、红斑、丘疹、浸润肥厚/苔藓化、脱屑)和自觉症状(瘙痒)及不良反应,均采用计分法评价,重度3分,中度2分,轻度1分无为0分。分别于治疗前后进行分级量化评分。

（2）瘙痒改善情况

采用视觉模拟尺度评分法（VAS）评价瘙痒，采用长度为 10 cm 标尺，两端（10～0 分）分别代表最痒和不痒。判断治疗前后及每种方法的瘙痒改善情况。

（3）安全性分析

观察治疗是否耐受，是否有感染、皮肤萎缩等不良反应。

4. 统计学方法

应用 SPSS18.0 软件进行统计分析，根据情况采用 t 检验，方差分析，非参数检验及 χ^2 检验，$P < 0.05$ 表示差异有统计学意义。

5. 疗效评定

参考国家中医药管理局颁布的《中医病证诊断疗效标准》。以总积分计算出疗效率分 4 级判定。计算公式（尼莫地平法）为［（治疗前积分-治疗后积分）/治疗前积分］×100％。

基本痊愈 皮损全部消退，积分减少≥95％。

显效 皮损大部分消退，60％≤积分减少<95％。

好转 皮损部分消退，20％≤积分减少<60％。

无效 皮损消退不明显，积分减少<20％。

愈显率＝基本痊愈率＋显效率，总有效率＝愈显率＋好转率。

6. 研究结果

（1）愈显率及总有效率的比较

A 组愈显率为 87.5％，总有效率为 100％；B 组愈显率为 75％，总有效率为 100％；C 组愈显率为 40.6％，总有效率为 75％。经 χ^2 检验，A 组与 C 组、B 组与 C 组愈显率差异有统计学意义（$P < 0.05$），A 组与 B 组愈显率差异无统计学意义（$P > 0.05$）；A/B 组与 C 组总有效率差异有统计学意义（$P < 0.05$），见表 3-1-1。

表 3-1-1　3 组治疗疗效比较(例)

组别	n	痊愈	显效	好转	无效
A 组	32	6	22	4	0
B 组	32	4	20	8	0
C 组	32	1	12	11	8

注:愈显率经 χ^2 检验,A 组与 C 组 $P_1=0.00$,B 组与 C 组 $P_2=0.005$,A 组与 B 组 $P_3=0.2$;总有效率经 χ^2 检验,A/B 组与 C 组 $P=0.008$。

（2）瘙痒改善情况

A 组、B 组治疗后瘙痒即刻缓解率可达到 80%,瘙痒缓解程度达 50%,瘙痒缓解可维持时间达 72 h。

（3）安全性观察

A 组、B 组进行点刺时疼痛感明显,但告知患者后,均可耐受;拔罐过程中未出现烫伤、局部水疱等情况;治疗后均未出现感染情况;结束后观察均未出现明显的皮肤萎缩、毛细血管扩张等不良反应。

分析讨论

慢性湿疹,多由急性、亚急性湿疹迁延不愈,反复发作演变而来,也可由于刺激轻微、持续而一开始就表现为慢性化,发病率高,是临床常见难治性皮肤病。该病临床表现为患部皮肤浸润性暗红斑上有丘疹、抓痕及鳞屑,局部肥厚粗糙,有不同程度苔藓样变、色素沉着或色素减退。本病的发病机制尚不明确。大多为对症治疗,以局部外用激素软膏联合全身抗过敏药物为主,主要目的是控制症状、减少复发、提高患者生活质量。治疗应从整体考虑,在保证治疗中患者的耐受和安全的同时,兼顾近期疗效和远期疗效。因此,探索一种安全有效的中西医药结合治疗湿疹的方法成了目前研究的热点。

湿疹中医称为"湿疮""浸淫疮"。湿疮的发生,总由禀赋不耐,风、湿、热邪阻滞肌肤所致。急性期以湿热为主，常夹有风邪；亚急性期多脾虚湿蕴，郁而化热；慢性期，湿热未清，血虚风燥。巢元方在《诸病源候论》中言："诸久疮者……为风湿所乘，湿热相搏，故头面身体皆生疮。"《外科启玄》曰："凡疮疡皆由五脏不和，六腑壅滞，则令经络不通而所生焉。"表明皮肤病病位虽在皮肤，但其发生、发展、变化的过程与气血、脏腑、经络的关系极其密切。

火针治疗慢性湿疹的主要机制在于清热祛湿，消痰化瘀，迅速止痒，即借"火"之力刺激病灶局部，集毫针与艾灸的功效于一身，从而达到调和气血、开门祛邪的目的。其次，火针局部针刺后会通过针孔流出适量血液，瘀血痰浊随血而出，从而达到活血化瘀、疏经通络的功效，使临床症状得到迅速控制。刺络放血疗法具有祛除病邪、疏通经络、活血化瘀等作用；研究表明，刺血疗法能调动人体的免疫功能，激发人体内的防御机制，增强免疫力。同时，火罐通过机械刺激、负压和温热作用，加速局部血液循环，促进新陈代谢。两者结合更好地发挥通经活络、开窍泄热、逐寒祛湿、消肿止痛作用，并调和气血、调节免疫、调整人体阴阳平衡，从而达到扶正祛邪，治愈疾病的目的。

局部放血后，针孔临时增加皮肤孔径，局部皮肤温度有所升高，利用拔罐时负压使局部组织中的炎性介质排放体外，同时激素等抗炎症药物进入皮内，可使药物最大限度地被利用，可减少激素的使用时间，使激素药的不良反应也降到最低限度，包敷后患处不易被搔抓，从而切断了"瘙痒-搔抓-肥厚-再搔抓"的恶性循环。酌加大椎及背俞穴刺络拔罐可达到标本兼顾的目的，有效地控制疾病的复发。大椎有诸阳之会之称，在大椎处放血能泻肺胃蕴热，起到条达气机，泻热散结，活血化瘀之功；膈俞为血之会穴，刺血能活血祛瘀、清热解毒；脾俞刺络放血，可以健脾和胃，助运化水湿之功；肺俞善解全身之表邪，还能清解里热，具有清热解毒、凉血祛风之效。

一　火针联合透明质酸凝胶治疗结节性痒疹

笔者应用火针联合透明质酸凝胶治疗结节性痒疹患者 40 例，疗效满意，报道如下。

临床研究

1. 资料及标准

入选标准　①临床表现符合《中国临床皮肤病学》结节性痒疹的诊断标准；②近两周内未使用其他药物或局部治疗；③年龄在 18～70 周岁。

排除标准　①皮肤有外伤或感染者；②瘢痕体质及晕针者；③合并心、肝、肾等疾病者，糖尿病患者、高血压病患者、精神病患者；④准备妊娠、妊娠期或哺乳期妇女。

一般资料　本组 80 例患者为我院门诊诊治的结节性痒疹病人。男 38 例，女 42 例，年龄 31～69 岁；病程 2 个月～15 年；发病部位：双下肢 45 例，双上肢 29 例，背部 6 例。将所有患者随机分成治疗组和对照组各 40 例。两组患者年龄、性别、病程、病变部位等一般情况比较，差异无统计学意义（$P > 0.05$）。

2. 治疗方法

（1）治疗组

采用晨起口服氯雷他定片（上海先灵葆雅制药有限公司）

10 mg，每日 1 次，及每周行火针联合透明质酸凝胶治疗 1 次。充分暴露治疗部位，局部常规消毒后，左手持酒精灯，尽可能接近操作部位，右手以执笔式持针柄（1 ml 的注射器针头），将针体尤其针尖在酒精灯上烧红，迅速垂直刺入结节处，然后立即拔出针。针刺的深度及针数视每个结节具体情况而定，以针尖透过结节处，而未接触正常组织为宜；每个结节一般需多次进针，每进针间距约 2 mm，使针孔均匀遍布结节处。火针后外涂透明质酸凝胶敷料（南京天纵易康生物科技有限公司），再用无菌纱布封包，24 小时后取下纱布，其他时间不外涂药膏。嘱患者针刺部位勿沾水 48 小时。疗程为 1 个月。其间告知患者忌食生冷、辛辣及烟酒。

（2）对照组

采用晨起口服氯雷他定片 10 mg，每日 1 次，并用卤米松乳膏（香港澳美制药厂有限公司）每天晚上外涂患处 1 次。疗程为 1 个月。其间告知患者忌食生冷、辛辣及烟酒。

3. 疗效评定

根据《中医病证诊断疗效标准》判定。

痊愈 皮损全部消退，瘙痒消失。

显效 皮疹消退 70% 以上，瘙痒明显减轻。

有效 皮损消退 30%～70%，瘙痒有所减轻。

无效 皮损消退小于 30%，瘙痒减轻不明显。

4. 研究结果

两组疗效比较见表 3-2-1。

表 3-2-1　两组疗效比较

组别	例数	痊愈	显效	有效	无效	总有效率
治疗组	40	8	21	9	2	95%*
对照组	40	5	12	13	10	75%

注：* 与对照组比较，$P < 0.05$。

分析讨论

结节性痒疹,可归属于中医学中"顽湿聚结病"范畴,多因素体蕴湿、外感风毒、虫叮,湿邪风毒聚结肌肤,经络阻隔,气血凝滞等所致。临床多采用抗组胺药物联合糖皮质激素外用或者皮内注射,长期外用激素可引起皮肤毛细血管扩张、皮肤萎缩、皮肤感染、多毛以及痤疮样损害等不良反应。

火针疗法,古称"焠刺""烧针",是火与针的结合,既有针的局部刺激作用,又有火的温热作用。针刺的疼痛抑制了痒感,起到了良好的止痒作用。同时火针以其开门祛邪之功,迅刺皮损局部,可直接疏泄腠理,使风邪从表而出,又可借其温热之性,使血热而行,有行气活血之功。针对火针治疗时的疼痛,可通过在皮损处外敷局麻药,选择小直径的火针工具,以及提高医生的操作技术等来减轻。透明质酸是皮肤固有的生物物质,具有很高的吸水保湿性,且外源性的透明质酸可加速创面的愈合,抑制创伤的挛缩,减少瘢痕的形成。总之,火针联合透明质酸凝胶治疗结节性痒疹,疗效值得肯定。

梅花针配合口服内消瘰疬丸为主治疗结节性痒疹

结节性痒疹是以全身多处散在分布的疣状结节性损害,多为慢性经过,长期不愈,瘙痒剧烈,治疗难度大。笔者运用梅花针叩刺配合口服内消瘰疬丸治疗结节性痒疹 35 例,均获得满意的临床疗效,现报道如下。

临床研究

1. 资料及标准

一般资料 70 例均为 2016 年 1 月至 2017 年 1 月门诊确诊结节性痒疹患者,随机分为两组,治疗组 35 例,其中男 17 例,女 18 例;年龄 20~65 岁,平均 41.5±17.2 岁;病程 3 年到 15 年,平均 5.4±1.9 年。对照组 35 例,其中男 18 例,女 17 例;年龄 22~66 岁,平均 43.5±17.5 岁;病程 2 年到 14 年,平均 4.7±2.5 年。两组年龄、性别、病程经统计学比较,无显著性差异($P>0.05$),具有可比性。

诊断标准 ①西医诊断标准:符合赵辨《临床皮肤病学》中的诊断标准,拟定结节性痒疹。②中医诊断标准:参照国家中医药管理局 1994 年颁布的《中医病证诊断疗效标准》,拟定顽湿聚结,血瘀风燥型主症:皮疹呈结节,色紫红或紫褐,皮肤肥厚、干燥,阵作瘙痒;舌紫暗,苔薄,脉涩。

纳入标准　①符合结节性痒疹的诊断标准；②治疗前 1 月内未系统使用糖皮质激素或免疫抑制剂；③2 周内未服用抗组胺药、镇静类药物及激素类外用药物；④皮损无感染征象；⑤自愿接受该治疗者。

排除标准　①不愿意接受本研究中药物或梅花针治疗者；②患有高血压、糖尿病以及有严重器质性疾病、血液病患者；③有恐惧心理患者；④瘢痕体质及孕期妇女。

2. 治疗方法

两组均予西医常规综合治疗：口服西替利嗪片（瑞士 UCB FarchimSA 公司，生产批号：H20100739）10 mg，每晚 1 次；皮损处外用糠酸莫米松（上海通用药业股份有限公司，生产批号：H20040853）1 次/d。治疗组在对照组基础上给予内消瘰疬丸（吉林紫鑫药业股份有限公司，生产批号：国药准字 Z22022806，9 g/包）主要成分：夏枯草、玄参、大青盐、海藻、浙贝母、薄荷、天花粉、煅蛤壳等 17 味中药。口服，1 包/次，2 次/d；物理治疗采用梅花针叩刺痒疹结节，用 75%医用酒精，对梅花针及患处皮肤严格消毒，梅花针在皮损处由外至内环形叩刺，在结节顶部加强叩刺力度，微微可见点状出血，叩刺结束后皮损外涂夫西地酸乳膏（爱尔兰利奥制药有限公司，生产批号 H20130921），每周治疗 2 次。所有病例疗程均为 8 周。

3. 疗效评定

根据国家中医药管理局 1995 年实施的《中医皮肤科病证诊断疗效标准》进行疗效判定。

治愈　皮损消退 80%以上，症状消失。

好转　皮损消退 30%以上，轻痒者。

未愈　皮损如故，或消退不足 30%，瘙痒剧烈者。

有效率以治愈加好转计。

4. 研究结果

两组临床疗效比较见表 3-3-1。治疗组总有效率 91.43%，对照组总有效率 65.71%，两组总有效率经统计学检验，有显著性差异（$P<0.01$），表明治疗组的疗效更为明显。

表 3-3-1　两组临床疗效比较表

组别	例数	痊愈	显效	有效	无效	总有效率
治疗组	35	10	13	9	3	91.43%
对照组	35	3	7	12	13	65.71%

注：与对照组比较，$\chi^2=8.10$，$P<0.01$。

分析讨论

结节性痒疹与中医文献中记载的"马疥"相类似，赵炳南称本病"顽湿聚结"，丁素先老先生认为本病属血瘀痰凝，叶建州教授认为因湿致瘀、湿瘀同病是导致结节性痒疹的重要病因，慢性经过者辨证属血瘀风燥，治疗以化瘀散结、祛风止痒为基本治则。

梅花针属于丛针浅刺法，是集合多支短针浅刺人体一定部位和穴位的一种针刺方法，是我国古代"半刺""浮刺""毛刺"等针法的发展，临床应用极为广泛，对于很多疾病具有独特的疗效。在结节性痒疹的治疗过程中，通过梅花针在局部皮损结节处叩刺，将风痰瘀毒聚结之邪祛散，促进局部气血循环；同时在皮损局部形成许多微细通路以促进外用药膏的渗透吸收。虽梅花针在局部叩刺，可通过皮部络脉的络属关系，可起到整体调节的效果。采用梅花针叩刺可加快局部血氧代谢，刺疏通经络脏腑之气，调整机体的气血阴阳，使湿热瘀阻之邪随血液而出，起到活血化瘀散结止痒功效。通过诸多医家的临床证实，梅花针刺血疗法治疗痒风疗效显著。通过梅花针叩刺，气血得以疏通，局部气血得以濡养肌肤，故痒止。因此,"治风先治血,血行风自灭"是梅花针叩刺放血治疗瘙痒性疾病的理论基础。

内消瘰疬丸出自《疡医大全》,主要药味包括夏枯草、玄参、大青盐、海藻、浙贝母、天花粉、煅蛤壳、连翘、枳壳、当归等,具有疏肝解郁、清热解毒、软坚散结之效。现代药理研究表明:夏枯草、玄参、熟大黄、浙贝母有明显的抗炎抗免疫作用;天花粉、海藻、当归有调节免疫和微循环的作用,临床研究中发现内消瘰疬丸可以调节痒疹结节的局部免疫功能,促进皮损周边微循环,起到化瘀散结之功效。笔者认为,此药恰合本病之病机,联合梅花针叩刺加强祛瘀散结之功效,并通过观察发现其确能大大提高治疗之有效率,并且操作简便,值得临床推行。

本部分改编自:叶静静.梅花针配合口服内消瘰疬丸为主治疗结节性痒疹的疗效观察[J].上海针灸杂志,2018,37(03):300-302.

四 围刺联合 0.05%卤米松乳膏治疗结节性痒疹

结节性痒疹类似于中医学"马疥",又叫结节性苔藓,好发于四肢,严重者可累及全身,皮损主要为结节性丘疹或疣状结节性损害,奇痒难忍,迁延不愈,是一种顽固的慢性皮肤疾病。笔者于2016年1月至2017年12月采用围刺联合 0.05%卤米松乳膏外搽治疗结节性痒疹,并与单纯围刺及单纯卤米松乳膏外搽治疗相比较,现报道如下。

临床研究

1. 资料及标准

一般资料 128 例均为宁波市中医院门诊患者,按就诊顺序随机分为 3 组。综合组 42 例,其中男 20 例,女 22 例;平均年龄(45±7)岁;平均病程(3.2±0.9)年。围刺组 41 例,其中男 21 例,女 20 例;平均年龄(47±7)岁;平均病程(2.9±0.7)年。卤米松组 45 例,其中男 24 例,女 21 例;平均年龄(46±9)岁;平均病程(2.9±0.8)年。3 组患者性别、年龄、病程方面比较差异均无统计学意义($P>0.05$),具有可比性。

纳入标准 ①符合结节性痒疹诊断标准;②皮损处无明显感染征象;③1 个月内未口服糖皮质激素或免疫抑制剂;④皮损未累及面部和皮肤褶皱部;⑤自愿接受本治疗方案者。

排除标准 ①对治疗有严重恐惧心理,不愿接受围刺治疗者;

78

②有心、肝、肾等严重器质性疾病及高血压、血液病患者;③严重瘢痕体质;④孕期、哺乳期妇女;⑤不愿接受本治疗方案者。

2. 治疗方法

(1)综合组

采用围刺疗法联合 0.05% 卤米松乳膏(商品名为澳能,香港澳美制药有限公司)治疗。

围刺疗法　患者取合适体位,充分暴露患处皮肤,用 75% 乙醇棉球常规消毒后,在痒疹结节周围约 0.5 cm 处取穴,用 0.25 mm×25 mm 的华佗牌无菌针灸针进行局部围刺,平刺进针,使针尖向病变中心部,针身与皮肤成 15° 角,以刺至真皮下、筋膜层为度;在结节周围多针围刺,针与针间距可保持约 0.5 cm,留针 20 min;针数多少随结节大小而定;出针后用无菌干棉球按压针孔以防止出血。每周 2 次,女性患者月经期间暂停围刺治疗。共治疗 8 周。

卤米松乳膏外搽　围刺治疗 12 h 后嘱患者外搽 0.05% 卤米松乳膏,早晚各 1 次,共治疗 8 周。

(2)围刺组

直接采用围刺治疗,每周 2 次,共治疗 8 周,操作方法及注意事项同综合组。

(3)卤米松组

直接外搽 0.05% 卤米松乳膏,早晚各 1 次,共治疗 8 周。

3. 疗效评定

根据《中医病证诊断疗效标准》相关疗效标准。

痊愈　皮损全部消退,瘙痒消失。

显效　皮损消退 >70%,瘙痒明显减轻。

有效　皮损消退 30%~70%,瘙痒有所减轻。

无效　皮损消退 <30%,瘙痒减轻不明显。

4. 统计学方法

采用 SPSS17.0 软件包进行数据处理。计数资料采用卡方检验；两两比较采用卡方分割。以 $P < 0.05$ 为差异有统计学意义。

5. 治疗结果

3 组临床疗效比较，综合组总有效率高于围刺组和卤米松组，3 组总有效率比较差异有统计学意义（$P < 0.05$）。综合组分别与围刺组（$P < 0.05$）和卤米松组（$P < 0.05$）比较差异有统计学意义；而围刺组和卤米松组之间比较差异无统计学意义（$P > 0.1$）。详见表 3-4-1。

表 3-4-1　3 组临床疗效比较（例）

组别	例数	痊愈	显效	有效	无效	总有效率/%
综合组	42	6	14	19	3	92.9
围刺组	41	3	9	17	12	70.7
卤米松组	45	4	8	20	13	71.1

注：与综合组比较，$P < 0.05$。

6. 不良反应

治疗过程中综合组和围刺组分别有 3 例和 8 例患者出现局部皮肤刺激反应，表现为轻度瘙痒及皮肤发红，患者均可耐受，未做任何处理，症状自行消退。卤米松组未出现任何不良反应。

分析讨论

结节性痒疹是一种以结节样损害伴奇痒为特征的慢性皮肤病，好发于四肢伸侧及腰背部，尤以双小腿伸侧为多。目前其发病原因尚不明确，部分患者多于蚊虫、臭虫或其他虫类叮咬之后发病;与胃肠功能紊乱及内分泌障碍也可能有一定关系。最新研究认为其可能与神经、免疫、精神及感染等多种因素相关,P物质也可能在其发病过程起重要的介导作用。

中医学称此病为"马疥",认为其由于肝郁气滞郁久成结,气血不荣而痒;或由于脾虚湿蕴,加之蚊虫叮咬,毒汁入侵,湿毒互结,经络阻隔,气血瘀滞形成结节而痒。围刺法又称围针法,是多针围刺以治疗病灶相对局限、边界较为清楚病症的一种针刺方法,其源于《灵枢·官针》十二节刺中的"扬刺"法。《灵枢·九针十二原》:"虚则实之,满则泄之,宛陈则除之。"围刺通过作用于皮损局部,疏通经脉、调理气血、祛瘀生新,能有效抑制表皮细胞增生角化过程,加快结节消退并且缓解瘙痒。研究发现,围刺能减少表皮厚度、增加乳头密度、缩小血管直径,起到活血化瘀和消炎的作用。

0.05%卤米松乳膏是超强效糖皮质激素药物之一,具有很强的抗炎、免疫抑制、抗增生、收缩血管及止痒等作用,疗效迅速,且耐受性和安全性良好。对结节性痒疹出现的皮肤增生、多种相关物质的分泌及严重的瘙痒针对性治疗,疗效肯定,报道结果与本研究相近。

临床观察表明,围刺联合0.05%卤米松乳膏治疗结节性痒疹比单纯围刺、外搽卤米松乳膏疗效更好,为结节性痒疹的治疗提供一种安全有效的手段。

本部分改编自:胡志凯.围刺联合0.05%卤米松乳膏治疗结节性痒疹疗效观察[J].上海针灸杂志,2019,38(4):433-434.

围刺联合内消瘰疬丸治疗结节性痒疹

结节性痒疹又名结节性苔藓,好发于四肢,严重者可累及全身,皮损主要为结节性丘疹或疣状结节性损害,奇痒难忍,迁延不愈,是一种顽固的慢性皮肤疾病。笔者于 2016 年 6 月～2017 年 6 月,采用围刺联合内消瘰疬丸口服治疗结节性痒疹,取得良好的效果。现将相关资料报道如下。

临床研究

1. 资料及标准

一般资料　84 例均为宁波市中医院门诊或住院患者。其中,男性 38 例,女性 46 例;年龄为 22～65 岁,平均 42 岁;平均病程 2 年。按就诊顺序随机分为 2 组,组间病例在性别、年龄、病程等方面的差异均无统计学意义($P>0.05$),具有可比性。

纳入标准　符合结节性痒疹诊断标准并符合以下条件:①皮损处无明显感染征象;②1 个月内未口服糖皮质激素或免疫抑制剂;③2 周内未外用糖皮质激素类药物;④皮损未累及面部和皮肤褶皱部;⑤自愿接受该治疗方案者。

2. 治疗方法

(1) 治疗组

在上述治疗基础上联合围刺法治疗。选用 0.25 mm ×

25.00 mm 华佗牌一次性无菌针灸针；75％酒精棉球、无菌干棉球若干。患者取合适体位，充分暴露患处皮肤，用 75％酒精棉球常规消毒后，在痒疹结节周围约 0.5 cm 处取穴，用一次性无菌毫针进行局部围刺，平刺进针，使针尖向病变中心部，针身与皮肤成 15°刺入，以刺至真皮下、筋膜上为度；在结节周围多针围刺，针与针间距可保持约 0.5 cm，留针 30 min；针数多少随结节大小而定；出针后用无菌干棉球按压针孔以防止出血。每周 2 次，共治疗 8 周。女性患者月经期间暂停口服药物及围刺治疗。

（2）对照组

单纯口服内消瘰疬丸（吉林紫鑫药业股份有限公司，规格：9 g×12 包/盒，批号：160521），早晚饭后半小时各 9 g，温水吞服。

3. 疗效评定

根据《中医病证诊断疗效标准》进行判定。

痊愈　皮损全部消退，瘙痒消失。

显效　皮损消退＞70％，瘙痒明显减轻。

有效　皮损消退 30％～70％，瘙痒有所减轻。

无效　皮损消退＜30％，瘙痒减轻不明显。

4. 治疗结果

两组临床疗效比较见表 3-5-1。

表 3-5-1　两组临床疗效比较

组别	例数	痊愈	显效	有效	无效	总有效率
治疗组	42	6	11	17	8	80.95％*
对照组	42	2	8	13	19	54.76％

注：* 与对照组比较，$P < 0.05$。

5. 不良反应

此治疗过程中,治疗组 6 例患者出现局部轻度皮肤刺激反应,表现为轻度瘙痒及皮肤发红,患者均可耐受,未做任何处理,治疗 3 天后症状自行消退;治疗组有 3 例和对照组有 4 例出现轻度胃部不适,未予特殊治疗,其后症状自行缓解。治疗组和对照组患者均未见其他不良反应。

分析讨论

结节性痒疹类似于中医学中的"马疥",认为其由于肝郁气滞瘀久成结,气血不荣,加之蚊虫叮咬,毒汁入侵,毒瘀互结,经络阻隔,气血郁滞形成结节而痒。

围刺法又称围针法、围剿刺法,是多针围刺以治疗病灶相对局限、边界较为清楚病症的一种针刺方法,其源于《灵枢·官针》十二节刺中的"扬刺"法。围刺通过作用于皮损局部,疏通经脉、调理气血、祛瘀生新,能有效抑制表皮细胞增生角化过程,加快结节消退并且缓解瘙痒。

内消瘰疬丸出自《疡医大全》,原方由夏枯草八两,玄参、青盐各五两,天花粉、甘草、白蔹、当归、海藻、枳壳、桔梗、象贝母、制大黄、薄荷、连翘、海粉、硝石、生地各一两组成。方中夏枯草、海藻、连翘软坚散结;贝母、枳壳、桔梗化痰散结;当归、大黄活血祛瘀;玄参、生地、白蔹、天花粉、硝石清热养阴;海粉、青盐咸以软坚;薄荷辛散解郁,甘草调和全方。诸药合用,共奏疏肝解郁、软坚散结之功效,能加快结节性痒疹消退,且作用持久。

本部分改编自:胡致恺.围刺联合内消瘰疬丸治疗结节性痒疹 42 例疗效观察[J].浙江中医杂志,2018,53(11):833-834.

血府逐瘀片结合液氮冷喷治疗结节性痒疹

结节性痒疹又称结节性苔藓,是一种以结节为主要皮损,伴有剧烈瘙痒的慢性炎症性皮肤病,好发于四肢伸侧和手足背部,由于此病并无明确的病因机制,所以在临床治疗上存在一定困难。虽多见,但疗效多不佳。笔者于 2011 年 1 月～2014 年 6 月在门诊治疗的 40 例结节性痒疹患者中,应用血府逐瘀片结合液氮冷喷,联合抗组胺药物治疗,效果明显,现报道如下。

临床研究

1. 资料及标准

一般资料 选取宁波市中医院 2011 年 1 月～2014 年 6 月就诊的 120 例结节性痒疹患者,入选病例均符合《临床皮肤病学》和《中医皮肤病病症诊断疗效标准》中结节性痒疹的诊断标准。按照自愿原则分为治疗组 1、治疗组 2 与对照组,每组 40 例。治疗组 1,其中男 15 例,女 25 例;年龄 30～62 岁,平均年龄 43.5 岁;病程 6 个月～7 年,平均病程 4.3 年;治疗组 2,男 13 例,女 27 例,年龄 26～68 岁,平均年龄 45.6 岁;病程 7 个月～10 年,平均病程 5.1 年;对照组 40 例,男 17 例,女 23 例;年龄 18～65 岁,平均年龄 38.7 岁;病程 6 个月～8 年,平均病程 5.9 年。两组在性别、年龄、病程等方面差异无显著性($P > 0.05$),具有可比性。

排除标准 ①1 月内服用类固醇皮质激素、服用雷公藤等免疫抑制剂者；②患有自身免疫性疾病、过敏性疾病者；③严重的心、肺疾病、肝肾功能损害、活动性消化系统溃疡者、瘢痕体质者；④孕期或哺乳期妇女；⑤其他不能配合观察者。

2. 治疗方法

（1）治疗组 1

在口服西替利嗪，外用糠酸莫米松同时应用液氮冷喷，用冷喷头对准痒疹结节，迅速均匀喷出，持续 1～3 s，直到痒疹体呈现白色为宜，1 次/7 d，持续 4 周。

（2）治疗组 2

在治疗组 1 的治疗基础上加服血府逐瘀片（潍坊中狮制药有限公司，国药准字 Z20050827）6 片，2 次/日，持续应用 4 个疗程。观察 3 组患者治疗效果。

（3）对照组

应用抗组胺药物治疗，选用西替利嗪片，10 mg/次，1 次/d，外用糠酸莫米松乳膏，7 d 为 1 个疗程，持续应用 4 个疗程。

3. 疗效判定

参照国家中医药管理局发布的《中医皮肤病病症诊断疗效标准》确定疗效标准。

治愈 皮损完全消退，痒感消失，仅留色素沉着及色素减退斑。

显效 结节明显缩小变平，皮损消退 80% 以上，瘙痒感明显减轻。

好转 结节缩小，皮损消退 50% 以上。

无效 皮损无明显变化甚至加重，痒感重。

总有效率＝治愈率＋显效率＋有效率。

4. 统计学方法

计数资料采用 χ^2 检验，$P<0.05$ 为差异有统计学意义。

5. 研究结果

治疗组1、治疗组2总有效率高于对照组,差异具有统计学意义($P<0.05$),见表3-6-1。

表3-6-1　三组患者疗效比较(例)

组别	例数	治愈	显效	好转	无效	总有效率
治疗组1	40	4	12	19	5	87.5%
治疗组2	40	8	16	14	2	95.0%
对照组	40	2	10	17	11	72.5%

注:治疗组1与对照组比较,$P<0.05$;治疗组2与对照组比较,$P<0.01$;治疗组1与治疗组2比较,$P<0.05$。

6. 不良反应

在治疗过程中,患者均出现不同程度刺痛感,在能忍受的范围内,3例局部出现小水疱,可自行消退,无其他不良反应。患者用药前后,血、尿常规、肝功能未见明显变化。

分析讨论

结节性痒疹属于一种过敏性、炎症性皮肤疾病,皮损以黄豆至蚕豆大小的半球状结节为主,疣状外观,角化明显,伴有剧烈瘙痒,目前临床治疗上常用抗组胺药物内服,结合类固醇皮质激素外用,但单纯应用尚未达到理想效果。液氮是一种无色、无臭、无味液体,燃点较高,无爆炸的危险,沸点为$-196\,℃$,在当前是最为常用的一种冷冻剂。其主要作用机制是能够极快冷冻使得细胞内外产生冰晶,导致细胞膜发生破裂,细胞出现死亡现象,从而使得局部血液循环障碍,由此大量增生组织细胞会因凝固而坏死脱落。而且冷冻会减缓神经传导,并起到神经阻滞效果。液氮冷冻治疗结节性痒疹是应用液氮具有的低温效果,作用到结节性痒疹皮损处,由此发生水肿、松解、坏死、结痂、脱落现象;患者通过冷冻会出现疼痛感但能够快速缓解原本存在的瘙痒感,由此可以防止患者由于过度瘙痒出现不停搔抓现象,避免了恶性循环刺激,有利于皮肤的修复。

中医学认为,结节性痒疹顽固难治,属于"顽湿积聚""马疥"范畴。本病多因湿热内蕴,兼感外界风毒或外受毒虫咬蛰,毒汁内侵为患,湿邪风毒凝聚,经络阻隔,气血凝滞,结聚成疮,形成结节而作痒,治疗当以从瘀治疗。血府逐瘀片主要由桃仁、红花、丹参、川芎、当归、牛膝、枳壳、赤芍、桔梗、生地、柴胡、甘草组方。方中当归、川芎、赤芍、桃仁、红花活血化瘀;牛膝可引瘀血下行;柴胡疏肝理气,为肝经引经药,可引领诸药疏通肝经瘀滞之气血;桔梗宣肺气而载药上行,与枳壳配伍,使气机通畅;生地清热凉血,当归养血润燥,祛瘀而不伤阴;甘草调和诸药。全方共奏活血化瘀、行气止痛之功效。现代药理研究发现,该药能抑制血小板黏附和聚集、扩张微血管、降血脂,明显改善微循环和血液流变性,解除平滑肌痉挛,改善皮肤、神经的代谢及营养,具有增强免疫功能,改善微循环、抗炎镇痛等多种功效。

综上所述,血府逐瘀片结合液氮冷喷治疗结节性痒疹效果明显,具有较高的安全性、有效性、经济性、便利性,治疗效果明显,值得临床推广应用。

本部分改编自:叶静静.血府逐瘀片结合液氮冷喷治疗结节性痒疹疗效观察[J].山西中医,2015,13(05):12-13.

七 硒酵母片联合当归饮子治疗慢性荨麻疹

慢性荨麻疹是一种慢性变态反应性疾病，以顽固性的红斑、风团、瘙痒为主要临床表现。现代研究发现，这种慢性变态反应的长期存在可能与患者自身免疫功能的损害或缺陷有关。近年来宁波市中医院皮肤科临床应用硒酵母片联合当归饮子治疗慢性荨麻疹取得了较好的疗效，并针对其治疗相关机制进行了研究，具体报道如下。

临床研究

1. 资料及标准

一般资料 选取 2014 年 10 月至 2016 年 10 月来宁波市中医院皮肤科门诊就诊的 168 例慢性荨麻疹患者，随机分为 4 组，每组42 例。硒酵母组：男 21 例，女 21 例；年龄 22～65 岁，平均（37.80±10.12）岁；病程 2～60 个月，平均（25.05＋8.28）个月。当归饮子组：男 18 例，女 24 例；年龄 20～65 岁，平均（35.78±10.57）岁；病程 4～60 个月，平均（26.16＋9.88）个月。硒酵母＋当归饮子组：男 22 例，女 20 例；年龄 21～61 岁，平均（39.32±8.75）岁；病程 3～72 个月，平均（27.25＋10.10）个月。对照组：男19 例，女 23 例；年龄 18—63 岁，平均（36.58＋9.93）岁；病程 3～72 个月，平均（23.74＋7.52）个月。4 组患者的性别、年龄和病程等差异无统计学意义，均具有可比性（$P > 0.05$）。

西医诊断标准 ①符合慢性荨麻疹的诊断标准；②年龄＞18岁；③病程大于6周，每周发作至少2次，每次发作持续时间小于24h。

中医辨证标准 参照国家中医药管理局1994年颁布的《中医病证诊断疗效标准》中慢性瘾疹中医辨证标准。皮疹长期不愈或反复间断发作，午后或夜间加剧，辨证为血虚风燥证，伴有舌红少津，脉沉细等。

纳入标准 ①符合西医诊断标准和中医辨证标准；②签署知情同意书。

排除标准 ①妊娠或准备妊娠及哺乳期妇女；②合并严重心脑血管、肝、肾和造血系统等原发性疾病、精神疾病患者；③对药物成分过敏者；④治疗前1个月使用过长效糖皮质激素注射及免疫调节剂，近2周内使用过抗组胺类药物；⑤从事思维高度集中的工作；⑥排除物理性荨麻疹及其他类型荨麻疹；⑦未按时复诊、自动终止治疗的病例。

2. 治疗方法

各组均予常规基础治疗：口服西替利嗪片（瑞士 UCB FarchimSA 公司，生产批号：H20100739）10 mg，每晚1次；硒酵母组：加用硒酵母片（牡丹江灵泰药业股份有限公司，生产批号：H10940161）100 μg，2次/d 口服。

当归饮子组：加服当归饮子治疗（药物组成：当归、川芎、白芍、生地、防风、白蒺藜、荆芥、制首乌各6 g，黄芪、甘草各3 g）。每剂水煎，分2次服用。

硒酵母＋当归饮子组：同时加用硒酵母片及当归饮子口服。

4组患者治疗共8周。治疗后随访1月。

3. 疗效评定

根据治疗前后风团的情况及瘙痒程度，分成4级，具体标准见表3-7-1，根据《中医病证疗效标准》：计算症状积分的下降指数

（SSRI）＝（治疗前症状总积分－治疗后症状总积分）/治疗前症状
总积分×100％。

表 3 - 7 - 1 荨麻疹症状及体征评分标准

项目	0分	1分	2分	3分
瘙痒	无	轻微,不影响生活	中度影响生活及睡眠	严重影响生活及睡眠
风团数目	无	1～6个	7～12个	＞12个
风团大小(cm)	0	直径≤1.5	1.5＜直径＜2.5	直径≥2.5
水肿程度	无	轻度:稍隆起	中度:轻度隆起	重度:明显隆起
持续时间(h)	0	＜1	1～12	12～24

根据 SSRI 来评判疗效。

治愈 SSRI＞90％。

显效 60％＜SSRI≤90％。

有效 30％≤SSRI＜60％。

无效 SSRI＜30％。

4. 检测指标

治疗前后分别检测患者血清丙二醛（MDA）的水平。丙二醛
试剂盒购自南京建成生物工程研究所,产品批号 10244B。

5. 统计学方法

使用 SPSS13.0 统计软件进行统计学分析,计量资料 $\bar{x}\pm s$ 描
述,采用 t 检验;总有效率＝（治愈例数＋显效例数＋有效例数）/
总例数×100％,采用 χ^2 检验。以 $P＜0.05$ 为差异有统计学
意义。

6. 研究结果

（1）各组患者症状积分比较

治疗前各组症状积分相比,差异无统计学意义($P>0.05$);各组治疗后症状积分较治疗前下降,其中各治疗组疗程结束后症状积分下降明显,与对照组相比差异有统计学意义($^{\triangle}P<0.05$),见表3-7-2。

表3-7-2　各组患者症状积分比较表($\bar{x}\pm s$)

组别	例数	治疗前	治疗后
硒酵母组	42	13.67±3.11	1.82±0.13$^{\triangle}$
当归饮子组	42	13.18±3.22	1.73±0.16$^{\triangle}$
硒酵母＋当归饮子组	42	13.49±3.15	1.08±0.12$^{\triangle}$
对照组	42	13.69±3.27	9.40±2.35

(2) 各组患者总有效率比较

治疗结束后,硒酵母组、当归饮子组、硒酵母＋当归饮子组的治疗总有效率均显著高于对照组(59.52％),经χ^2检验$P<0.05$,差异有统计学意义。治疗组中硒酵母组、当归饮子组与综合治疗组比较$\chi^2=4.48$,经检验$^*P<0.05$,差异有统计学意义,提示硒酵母＋当归饮子组综合治疗效果最佳,见表3-7-3。

表3-7-3　各组患者总有效率比较(例)

组别	例数	治愈	显效	有效	无效	χ^2	总有效率(％)
硒酵母组	42	7	14	13	8	4.61	80.95
当归饮子组	42	8	16	10	8	4.61	80.95
硒酵母＋当归饮子组	42	17	17	7	1	18.10	97.62*
对照组	42	1	14	10	17		59.52

(3) 治疗前后血清 MDA 检测结果

各治疗组治疗结束后血清 MDA 值均显著降低($^*P<0.01$),与对照组相比,治疗组治疗后血清 MDA 明显低于对照组($^{\triangle}P<0.01$);在各治疗组中,硒酵母、当归饮子组治疗后血清 MDA 值与

综合治疗组相比（$^{\triangle\triangle}P<0.05$），提示综合治疗组对血清 MDA 改善最佳；而对照组治疗前后血清 MDA 经检验 $P>0.05$，显示西替利嗪对血清 MDA 的改善无作用，见表 3-7-4。

表 3-7-4　各组患者治疗前后血清 MDA 指标比较（$\bar{x}\pm s$）

组别	例数	MDA（μmol/l）	
		治疗前	治疗后
硒酵母组	42	8.31±1.27	2.68±0.31*△
当归饮子组	42	7.99±1.01	3.13±0.37*△
硒酵母＋当归饮子组	42	8.08±0.12	1.05±0.28*△△
对照组	42	8.28±1.75	7.71±1.67

（4）各组治疗后复发及不良反应比较

部分患者在治疗过程中会出嗜睡、恶心、食欲不振、口干等不良反应，各组间差异无统计学意义，考虑因口服西替利嗪所致。结束治疗后随访显示，各治疗组复发率明显比对照组低，χ^2 检验 $P<0.01$，提示复发差异有统计学意义；其中硒酵母组、当归饮子组与综合治疗组比较 $\chi^2=4.48$，经检验 $^*P<0.05$，差异有统计学意义，提示硒酵母＋当归饮子组复发率最低，见表 3-7-5。

表 3-7-5　各组患者在治疗后复发及不良反应比较｛n（％）｝

组别	n	复发	χ^2	不良反应			
				嗜睡	恶心	食欲不振	口干
硒酵母组	42	8	7.71	3	0	0	0
当归饮子组	42	8	7.71	2	1	1	0
硒酵母＋当归饮子组	42	1*	22.39	2	1	1	0
对照组	42	20		3	4	0	3

分析讨论

荨麻疹属于一种变态反应性疾病，而氧自由基学说也被更多的证实与变态反应的发生相关，自由基的产生会引起一系列的连锁反应，并可以进一步促发过敏机制。硒是人类必需的微量元素之一，硒酵母是一种单细胞蛋白，富含硒、维生素，氨基酸和其他微量元素。动物实验证实其具有增强非特异性免疫功能作用。当体内硒摄入不足时，会导致谷胱甘肽过氧化物酶活性显著下降，不能很好地清除体内过氧化物如丙二醛所造成机体功能的损害，因此，硒酵母有很好的抗氧化，保护皮肤相关细胞膜、细胞器的作用。

慢性荨麻疹属于中医"瘾疹"范畴，辨证因素体禀性不耐、气血不足，虚风内生，风邪搏结于皮肤，发生风团。皮疹长期反复发作，迁延日久。当归饮子出自《外科正宗》，其功效为养血滋阴、益气固表、疏风散邪。当归饮子主要用于治疗气血不足、卫气不固、风邪外束之证。主方以四物汤组成，补血养血，何首乌养血滋阴以治其本，黄芪益气固表，荆芥、防风、白蒺藜祛风止痒，生甘草调和诸药。诸药配合，养血滋阴、益气固表而不留邪，疏散风邪而不伤正，有补有散，标本兼治。近年来多项研究发现当归饮子具有良好的抗氧化活性，组方中各单味药均可提高机体细胞免疫、体液免疫和单核吞噬细胞系统功能，对各型变态反应均有抑制作用。临床应用当归饮子能通过调节慢性荨麻疹患者气血，达到标本兼治目的。

本研究发现，硒酵母＋当归饮子组合能更好地控制荨麻疹的发生，减少患者的症状积分，降低复发率；同时发现治疗前后综合治疗组对 MDA 的下调最为明显，我们推测硒酵母和当归饮子可能通过抗氧化来提高机体免疫、对抗变态反应来发挥其作用机制，其他深层次的作用机制还有待我们进一步研究。

本部分改编自：叶静静，陈宁刚，叶姝，胡致恺，张恋，徐豪亮，王慧，钱伟. 硒酵母片联合当归饮子对慢性荨麻疹的增效作用及对血清丙二醛的影响[J]. 中华中医药杂志，2018，33（04）：1672－1674.

镇肝熄风汤加减治疗肝阳上亢型青春期胆碱能性荨麻疹

胆碱能性荨麻疹(ChU),是一种特殊类型的荨麻疹,由于多种原因如运动出汗、焦虑紧张、辛辣饮食等导致躯体内部温度升高,促使交感神经冲动释放乙酰胆碱,作用于肥大细胞,释放组胺等炎症物质,引起皮肤出现大量可见或潜在的米粒大小丘疹性风团或伴随程度不一的刺痒感觉,发作部位以头面、颈背部较多。有调查研究显示本病易好发于 15～30 岁青少年人群。临床发现尤以12～20 岁青春期患者为多,且男性大于女性,与其汗液分泌等有一定关联,并发现在其发生与缓解过程中存在着胆碱酯酶(ChE)的变化。为了探讨其相关作用机制,笔者于 2018 年 1 月至 2020年 6 月对 60 例辨证为肝阳上亢的 ChU 患者予镇肝熄风汤治疗取得满意疗效,并发现其可以上调血清 ChE 水平,现报告如下。

临床研究

1. 资料及标准

一般资料 60 例 ChU 患者均为宁波市中医院皮肤科门诊患者。全部病例均符合胆碱能性荨麻疹诊断标准,年龄在 12～20岁。将入选患者依据就诊先后顺序用随机数字表法随机分成两组,每组 30 例。治疗组:男 25 例,女 5 例;年龄 12～20 岁,平均(17.34±2.52)岁;病程 1～3 年,平均(1.82±0.25)年。对照组:男 23 例,女 7 例;年龄 12～20 岁,平均(17.53±3.31)岁;病程 1～

3年,平均(1.68±0.35)年。两组患者年龄、性别、病程及治疗前血清胆碱酯酶(ChE)等指标具有可比性($P>0.05$,无显著性差异)。

西医诊断标准　按照《临床皮肤病学》诊断标准确诊。

中医辨证标准　符合《中医诊断学》关于肝阳上亢的中医辨证标准。皮肤主证:面部及颈背部皮疹伴刺痒不适。系统伴随症状:面红目赤、头晕目眩、注意力下降、急躁易怒、失眠多梦、口干便秘、舌红少津、脉弦细数等。

纳入标准　①符合诊断标准和中医辨证分型标准;②所有治疗措施和处理均告知患者及家属并签署知情同意书。

排除标准　①合并严重心脑血管、肝、肾和造血系统等原发性疾病及精神疾病患者;②对药物成分过敏者;③未按时复诊、自动终止治疗的病例。

2. 治疗方法

（1）治疗组

予镇肝熄风汤(组成:怀牛膝30g,代赭石30g,生龙骨30g,生牡蛎30g,生龟板10g,制鳖甲10g,生白芍15g,玄参15g,天冬15g,川楝子10g,生麦芽15g,茵陈15g,生甘草6g),每剂250mL,每日常规水煎分两次服用,刺痒严重加皂角刺6g,乌蛇6g,汗出不畅者加荆芥10g,淡豆豉10g。两组均4周为1个疗程,治疗共2疗程。治疗期间患者不必进行饮食忌口及运动禁忌。

（2）对照组

予西医常规治疗:口服西替利嗪片(瑞士 UCB FarchimSA 公司,生产批号:H20100739)10mg,每晚1次。

3. 观察指标

对于各疗程结束后皮损风团颜色、范围、频次及皮损瘙痒程度进行观察记录。并随访停药2周后患者出现瘙痒、皮疹复发情况。

4. 检测指标

治疗前及治疗后 4 周、8 周分别检测患者血清 ChE 水平。选择美国贝克曼 AU5800 全自动生化仪,采用酶联速率法测定。

5. 疗效评定

目前尚无 ChU 症状评分标准,参照慢性荨麻疹评分标准,并结合 ChU 的发病特点制定标准,见表 3-8-1。

表 3-8-1　胆碱能性荨麻疹症状和体征评分标准

表现	0 分	1 分	2 分	3 分
瘙痒	无	轻度;不烦躁	中度能忍;不影响睡眠	严重难忍、影响生活睡眠
发作频率	无	每 3 天<1 次	每 3 天 1 次～每天 1 次	>每天 1 次
皮损范围	无	仅头皮部	头面部+颈部	背部及躯干全身
持续时间	无	<0.5 h	0.5～1 h	>1 h
皮疹形态	无	无色针尖大小	红色针点状及粟米丘疹	隆起性风团

疗效指数(TI)=(治疗前总积分－治疗后总积分)/治疗前总积分×100%。根据疗效指数大小分为痊愈、显效、好转、无效 4 级。

痊愈　TI≥90%。

显效　90%>TI≥60%。

好转　60%>TI≥30%。

无效　TI<30%。

6. 统计学方法

使用 SPSS13.0 统计软件进行统计学分析,计量资料 $\bar{x}\pm s$ 描述,采用 t 检验;总有效率=(显效例数＋有效例数)/总例数×100%,采用 x^2 检验。$P<0.05$ 为差异有统计学意义。

7. 研究结果

（1）两组皮损症状总有效率比较

治疗 1 个疗程结束后，治疗组总有效率 86.67％（26/30）高于对照组 73.33％（22/30）；治疗 2 疗程结束后，治疗组总有效率 96.67％（29/30），高于对照组 73.33％（22/30）。经 x^2 检验，第 1 疗程后两组总有效率无显著性差异（$x^{*2}=1.667, P^*>0.05$），而第 2 疗程后两组总有效率有显著性差异（$x^{**2}=6.405, P^{**}<0.05$）。中药组对症状的改善起效快，并且远期疗效表现更佳，见表 3-8-2。

表 3-8-2　两组皮损症状总有效率比较表（例）

组别	例数	时间	显效	有效	无效	总有效率(%)
治疗组	30	4 周	12(40.00)	14(46.67)	4(13.33)	86.67*
		8 周	19(63.33)	10(33.33)	1(3.33)	96.67**
对照组	30	4 周	12(40.00)	10(33.33)	8(26.67)	73.33
		8 周	15(50.00)	7(23.33)	8(26.67)	73.33

注：两组同期总有效率比较，$x^{*2}=1.667, P^*>0.05$；$x^{**2}=6.405, P^{**}<0.05$。

（2）停药 2 周后两组复发率比较

结束 2 疗程并停药 2 周后，治疗组复发率 10％（3/30）明显低于对照组 46.67％（14/30），经 x^2 检验，两组复发率有显著性差异（$x^{*2}=9.93, P^*<0.05$），见表 3-8-3。

表 3-8-3　停药 2 周后两组复发率比较表（例）

组别	例数	无复发	复发	复发率(%)
治疗组	30	27(90.00)	3(10.00)	10.00*
对照组	30	16(53.33)	14(46.67)	46.67

注：两组复发率比较，$x^{*2}=9.93, P^*<0.05$。

（3）两组治疗前后血清 ChE 指标比较

治疗组治疗后血清胆碱酯酶的水平上升,治疗 8 周后与治疗前比有显著性差异($P<0.05$);而对照组血清胆碱酯酶并未见明显波动,同组前后比较无显著性差异($P>0.05$),见表 3-8-4。

表 3-8-4　两组治疗前后血清 ChE 值(U/L)($\bar{x}\pm s$)

组别	例数	治疗前	治疗 4 周后	治疗 8 周后
治疗组	30	5 618.38±2 124.70	6 750.17±2 037.10*	8 142.26±1 975.57△
对照组	30	6 035.40±1 897.50	5 967.66±2 129.33*	6 388.91±1 982.72*

注:治疗组 8 周后与治疗前比较△$P<0.05$;对照组治疗前后比较*$P>0.05$。

8. 不良反应

治疗结束后,对两组患者治疗中主要不良反应进行统计,对照组主要表现为头晕、嗜睡,治疗组部分患者出现胃部不适,处方辨证酌加六曲、山药,症状可缓解。治疗结束后症状均消失。

分析讨论

现代医学研究发现胆碱能性荨麻疹发病与焦虑紧张等精神状态相关。中医认为,肝主情志疏泄,焦虑紧张与肝密切相关,而其主要症状为骤起骤消的皮疹及瘙痒,其特点符合善行数变之"风"痒范畴。中医认为"诸风掉眩皆属于肝",因此,许多医家从肝论治胆碱能性荨麻疹取得了较好的疗效。笔者在临床中也发现,此病多发于青春期少年,此期男女肝肾气盛,素体壮实,加之学习压力加剧,导致肝气条畅失疏,更易出现心烦易怒、面红燥热等肝阳上亢之症状,故笔者认为,迅速控制本病瘙痒的关键在于"从肝重镇",临证采用张锡纯《医学衷中参西录》之镇肝熄风汤加减,方中怀牛膝为主药,归肝、肾之经,重用引血热下行;代赭石、龙骨、牡蛎降逆潜阳，镇肝熄风为辅，君臣相配可使中上焦瘙痒皮疹迅速得降；龟板、玄参、天冬、白芍滋阴以制阳光；茵陈、川楝子、生麦芽调达肝气郁滞；最后以甘草调和诸药，和胃调中，防止金石药材过重伤胃。常贵祥教授等在临床中也证实龙骨、牡蛎等潜阳药物对本病有很好的控制作用。

目前 ChE 患者中胆碱能性瘙痒的发生机制仍不明确，综合可能与组胺释放增多，类胰腺蛋白酶、胆碱酯酶水平的下降相关。有学者在研究中发现，当血清类胰腺蛋白酶水平恢复正常后皮肤仍有持续性瘙痒，而治疗严重胆碱能性瘙痒，普通抗组胺药物难以缓解，提示组胺、类胰腺蛋白酶并非主导本病的发生过程，这也提示可能有另外的因素参与发病，而胆碱酯酶的降低会直接导致乙酰胆碱释放的增多，可能就是其发生的根源。

本研究显示，镇肝熄风汤可以显著改善胆碱能性荨麻疹的临床症状，且远期疗效及复发率明显优于对照组；并可上调患者血清 ChE 水平。而对照组不能够调节 ChE 水平，并且停药后复发率高，这也解释了抗组胺药物难以根治胆碱能性荨麻疹，只能控制其发病症状导致复发率较高，同时也提示镇肝熄风汤可能通过调控 ChE 机制来促进血清乙酰胆碱的分解这一机制来缓解胆碱能性瘙痒的发生，并首次探讨这一机制对该类疾病的影响，但是本研究缺少健康对照，样本数量不够丰富，镇肝熄风汤是否还可能通过其他机制还有待进一步研究。

本部分改编自：叶静静，张恋，钱伟，陈宁刚，叶姝，胡致恺，徐豪亮，王慧，鲁晏武.镇肝熄风汤加减治疗肝阳上亢型青春期胆碱能性荨麻疹的疗效及对血清胆碱酯酶的影响[J].中华中医药杂志,2021,36(09):5657-5659.

益气养阴法对老年性瘙痒症患者皮肤屏障功能的影响

老年性瘙痒症多发于部分老年患者,由于个体皮肤萎缩、皮脂腺及汗腺分泌机能减退引起皮肤干燥,往往在夏季炎热皮肤多汗、冬季寒冷皮肤干燥时,促使瘙痒加重。多数患者仅有皮肤瘙痒而并无明显的原发性皮损,严重影响老年患者的生活质量,反复发作影响情绪及睡眠又反之促使瘙痒加重,而在临床上我们发现常规西医治疗方法并不能完全改善患者的症状,无法解决皮肤屏障缺损的根本问题,在中医求本治病的辨证基础上,我们采用了益气养阴法对此类患者群体进行治疗,同时对患者皮肤屏障功能进行研究,现将结果报道如下。

临床研究

1. 资料及标准

一般资料 入选病例 65 例,来自 2017 年 1 月至 2019 年 2 月诊治的皮肤科门诊患者,利用随机数字表法分为治疗组和对照组,治疗组 33 例,女 23 例,男 10 例,年龄 65～86 岁,病程 6 个月到 15 年,平均 3.2 年。对照组 32 例,女 20 例,男 12 例,年龄 65～84 岁,病程 6 个月到 18 年,平均 3.3 年。两组临床资料经统计学分析,差异无显著性,两组条件具有可比性。

纳入标准 根据《临床皮肤病学》关于老年性瘙痒症的诊断,患者有明显的皮肤瘙痒症状而无明显的原发性损害,且年龄＞60

周岁的患者。

排除标准 ①不符合以上诊断标准者；②伴有肝肾、心脑血管疾病、肿瘤、血液病等内科疾病和具有明显精神神经障碍患者；③曾有湿疹、特应性皮炎等病史的患者；④接受其他治疗者。

2. 治疗方法

（1）治疗组

采用益气养阴法加减配伍，主方生脉散合黄芪桂枝五物汤。基本方药：党参 10 g，麦冬 10 g，五味子 6 g，黄芪 15 g，桂枝 10 g，生白芍 15 g，炙甘草 6 g，大枣 6 枚，生姜 5 片。根据病情进行如下加减：皮肤干燥严重者，加熟地 15 g，龟板 10 g，制玉竹 15 g；瘙痒严重者，加生牡蛎 15 g，徐长卿 10 g；大便干结者，加当归 15 g，火麻仁30 g。以水煎至 200 mL，1 剂/d，分为早晚两次加温后口服。

（2）对照组

采取常规西药治疗方案，氯雷他定片，口服，10 mg/次，1 次/晚。患者治疗期间严格禁止应用其他类外用激素和外用药膏，同时避免风吹日晒及局部热水烫洗。加强患者心理疏导，缓解其紧张和焦虑感。

3. 观察指标

（1）皮肤屏障功能评估

分别测定患者治疗前、治疗第 2、4 周后的经皮水分丢失量（TEWL），德国 CK 公司 MPA9X 型皮肤多功能测试仪，室温控制在 20～25 ℃、相对湿度 40%～60%左右，患者提前 15 分钟进入测试环境中，温水清洁皮肤后安静待测。

（2）主观症状（瘙痒、干燥）、客观症状（抓痕、脱屑）评分。

4. 疗效标准

在治疗前及治疗第 1、2、4 周时随访时记录患者瘙痒，皮肤继发性皮损（脱屑、抓痕）评分。

（1）瘙痒评分

0 分为无瘙痒；1 分为轻度，隐约感觉痒，不搔抓；2 分为中度，经常痒，偶搔抓，不影响日常生活和睡眠，不能忍受。

（2）继发皮损严重程度评分

0 为无，1 为轻度脱屑，2 为中度脱屑及少量抓痕，3 为大量抓痕及中度脱屑。

症状积分＝瘙痒评分＋皮损评分。症状积分下降指数＝（治疗前症状评分－治疗后症状评分)/治疗前症状评分。

痊愈 下降指数＞90％。

显效 下降指数 60％～90％。

好转 下降指数 20％～59％。

无效 下降指数＜20％。

有效率＝（痊愈例数＋显效例数＋好转例数）/总例数×100％

5. 统计学方法

研究中涉及数据均利用 SPSS17.0 分析，均数的±标准差以 $(x \pm s)$ 描述，行 t 检验，采用率则以％描述，行 χ^2 检验，以 $P < 0.05$ 表示组间差异存在统计学意义。

6. 研究结果

（1）两组患者临床疗效情况对比

治疗组患者 4 周结束临床总有效率为 90.90％，明显高于对照组 43.75％，差异有统计学意义（$P < 0.05$），见表 3‐9‐1。

表 3‐9‐1 两组临床疗效比较表

组别	例数	痊愈	显效	好转	无效	总有效率
治疗组	33	7	7	16	3	90.90％*
对照组	32	1	3	10	18	43.75％

（2）两组患者治疗前后皮肤屏障功能变化情况

治疗前，两组患者角质层含水量、表皮失水量比较差异无统计学意义（$P<0.05$）。治疗2、4周后治疗组患者角质层含水量均明显上升（$P<0.05$），表皮失水量均有明显下降（$P<0.05$）；治疗组角质层含水量明显高于对照组（$P<0.05$），表皮失水量明显低于对照组（$P<0.05$），而对照组治疗前后角质层含水量及表皮失水量组内差异变化无统计学意义（$P>0.05$），见表3-9-2。

表3-9-2　两组患者治疗前后皮肤屏障功能变化情况比较

组别	例数	角质层含水量		
		治疗前	治疗2周	治疗4周
治疗组	33	36.18 ± 6.12	41.25 ± 5.98	46.12 ± 4.23
对照组	32	37.04 ± 5.99	38.28 ± 5.57	39.13 ± 5.05

组别	例数	表皮失水量		
		治疗前	治疗2周	治疗4周
治疗组	33	26.68 ± 3.33	21.54 ± 2.93	20.18 ± 2.31
对照组	32	26.54 ± 3.15	26.06 ± 3.10	25.53 ± 2.99

分析讨论

老年性瘙痒症的机制在于患者由于个体皮肤萎缩、皮脂腺及汗腺分泌机能减退，也就是机体皮肤屏障功能的损伤进一步导致瘙痒症的加重和恶化，因此改善皮肤屏障功能在治疗老年性瘙痒症的临床中存在至关重要的作用。本次研究中，通过皮肤经皮水分丢失量作为观测患者皮肤屏障功能的指标，能够反映出患者角质层皮肤屏障功能和角质层完整度。

传统医学认为：老年性瘙痒症的发生与脾肺亏虚相关，肺主皮毛，肺气不足则营卫不和，腠理血气不同则瘙痒发作；脾主四肢肌肉，主后天生血，脾虚则肌表津血不足，又无以散津，则无以濡养肌肤,肌肤失养,则干燥甲错瘙痒。然气为血之源,益气一则可以调和肌表营卫,二则可以化血生津,血润气调则瘙痒得减,而江浙之人,阴又常为不足,加之老年患者精亏而阴虚,故养阴润肤以治肤燥之本源。

我们采用益气养阴法组方生脉散合黄芪桂枝五物汤加减,方中黄芪、党参可补肺脾之气以调气,麦冬、五味子可以养阴生津、敛肺气以防卫表之气耗而伤阴,方中合以桂枝汤通阳气,调和营卫气血,治疗后皮肤屏障功能改善效果好于对照组。分析原因,在于益气养阴中药能够促进了角质形成细胞的修复和再生,增加了角质层的厚度,而滋阴润燥的中药可能有助于板层状小体的生成和分泌,使细胞间的脂质合成增加使皮肤滋润而有光泽,从而使皮肤的屏障功能得到恢复,这也与养阴的中药具有滋养肌肤的作用相合。

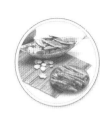

第四章　带状疱疹篇

基于"理–法–方–药–术"体系
探讨分期论治带状疱疹

带状疱疹(HZ)属于中医学"缠腰火丹""蛇丹""蛇串疮""蜘蛛疮"等范畴,是由水痘—带状疱疹病毒侵犯神经节及皮肤,以沿周围神经分布的簇状水疱及神经痛为特点的一种病毒性皮肤病。带状疱疹是皮肤科常见病,目前已占据皮肤类型疾病的 0.5%～1.0%,发病率为 1.90/1 000 人,多累及老年人,复发率为 1%—6%,且发病率呈逐年上升趋势。西医治疗本病病程较长,且有明显的不良反应,中医药治疗该病具有明显优势,根据带状疱疹不同时期不同病因病机给予辨证施治,取得明显疗效。笔者基于"理–法–方–药–术"体系概述如下。

疹前期

发疹前的 1～3 天或更长时间,此期患者尚无皮损或不典型皮损,可表现为发热和(或)皮肤感觉异常、感觉过敏、灼热疼痛等前驱症状。

"理"　明代《疮疡验全书·火腰带毒》曰:"火腰带毒…留在皮肤,此是风毒也。"表明风邪与带状疱疹的发生关系密切,此期患者往往因为劳累后感受风热之邪,邪伤于络,经络不通,血气不荣,则肌肤感觉异常或疼痛。现代医学认为此时由于水痘—带状疱疹病毒活跃损伤外周神经纤维,其所支配的神经发生免疫炎性反应,故而产生感觉异常或疼痛。此期因为仅有皮肤疼痛而无水疱常造成误诊,故以明确诊断为要。

"法" 此期邪虽盛，正不虚，尚能抗邪，皮损尚不明显。风邪为阳邪，其性开泄，易袭阳位，可走窜皮肤肌表，好发于头颈项、胸腰、胁肋等处。热为火之轻，亦为阳邪，多发阳证。风热邪气初犯肌表，治疗以疏风清热止痛为主。

"方" 方选川芎茶调散合银翘散加减。

"药" 川芎 10 g、金银花 20 g、连翘 15 g、菊花 15 g、蒲公英 10 g、荆芥 10 g、防风 9 g、白芷 10 g、蝉衣 6 g、甘草 6 g。方中川芎、白芷疏风止痛，银花、连翘、蒲公英清热解毒，蝉衣辛凉透表、疏散风热。荆芥、防风辛温升散、疏风解表，配合银花、连翘、蒲公英以制寒凉之性，若单用清热解毒去湿的药物，虽可直折其热，但因其性苦寒，易损伤脾胃，而上述辛温透散之品予邪气以出路，既不伤及脾胃，又能清除热毒。全方共奏疏风清热止痛之功。首次予以 3 剂，若愈则止，若未愈且未发展至下一阶段则前方继进，若病变发展，进入疱疹期诊治。

"术" 疾病初起，风热初犯肌表，这一阶段病邪所袭部位尚浅，宜浅刺皮下。《灵枢·官针》曰："毛刺，刺浮痹皮肤也。""半刺者，浅内而疾发针，无针伤肉，如拔毛状，以取皮气。"在皮损或疼痛局部多针浅刺，留针 20 min。去针后予以局部梅花针轻叩刺微微出血即可。浅刺配合微出血以助邪外出，改善局部微循环，抑制炎症状态。连续治疗，如愈即止，若进入疱疹期，则更改治疗方案。

疱疹期

此期多处于发病后第 1～10 天，患者主要表现为沿两肋、颈部、腰部及腹股沟等肝胆经循行部位分布的簇集样疱疹、疱液澄清、壁薄、边界清楚、累累如串珠，局部皮色潮红，皮损处烧灼样、刀割样的剧痛。

"理" 《外科大成·诸痒》云："诸痛痒疮，皆属于火。"风热之邪变化急骤，入里渐化为火毒，湿热火毒壅盛至极，熏灼肌肤，发为疱疹。此期邪盛至极，正邪交争，是疾病转归的关键点。

"法" 此期病毒大量复制，湿热毒邪壅盛至极。以祛邪为主，治以清热解毒，通经止痛。

"方" 以龙胆泻肝汤为主加减。

"药" 龙胆草 10 g、焦栀子 10 g、柴胡 20 g、车前草 30 g、泽泻 30 g、丹参 10 g、当归 10 g、延胡索 9 g、夏枯草 10 g、连翘 15 g、瓦楞子 15 g、生甘草 6 g。病在头面部者，去龙胆草、栀子，加升麻、牛蒡子；脾虚者加白术、茯苓。方中龙胆草泻火除湿，车前草、泽泻利水渗湿，使湿热从小便出，栀子泻肝火，"木郁达之，火郁发之"，故用柴胡舒达肝气，透发郁火，又防龙胆草等苦寒之品冰伏邪气，同时引诸药入肝经。丹参、当归清热凉血、活血止痛，且当归养血补虚，夏枯草、连翘清热解毒、消肿散结，延胡素行气止痛，"能行血中气滞，气中血滞，故专治一身上下诸痛"，诸药寒凉败胃，用甘草和瓦楞子调中护胃，且甘草又有解毒之效。此方清中寓疏，降中寓升，泄中寓补，共奏清利肝胆湿热之功，又防冰伏邪气之弊。此方攻邪为主，不可久用，中病即止。

"术" 此期以火针配合拔罐加围刺、电针夹脊穴为主。选用合适的火针，在酒精灯外焰加热至针尖发白后，快速点刺疱疹 2～5 次，疱液溢出后，立即用闪火法拔罐，留罐 3～5 min，促进疱液流出，待疱疹内液体充分流出后起罐，局部严格消毒以防感染，以上操作每日 1 次。头面部疱疹只行火针治疗，不拔罐，可配合使用棉球轻压水疱，促进疱液流出。皮损区域较大时，可分批进行如上操作。火针疗法直接快速的祛除蕴结于经脉之毒邪，且借火热之力，以热引热，激发经气，能促进疱疹结痂愈合。待所有疱疹区行火针拔罐术后，再行皮损局部围刺法。在皮损边缘 0.5 cm 处、每隔 1 cm 左右行多针浅刺围刺。毫针围刺可直入病灶，有效阻断邪气外散，亦可疏通经络气血，达到"通则不痛"的效果，且能扩张局部血管，改善局部血液循环，促进微循环，调动抗病能力和增强免疫的作用。随后选用相应夹脊穴行电针治疗，以皮损相应节段及上下 1～2 个节段夹脊穴为主。针刺夹脊穴得气后接电针（疏密波），留针 20 min，留针期间配合 TDP 照射皮损局部。夹脊穴在督脉与膀胱经之间，督脉为阳脉之海，膀胱经为一身之藩篱，夹脊穴可调节二者以行全身气血，平衡阴阳。另外电针可以阻滞痛觉传导，还可提高痛阈。在此期，使用电针刺激病灶相应的夹脊穴，疗效甚佳。以上操作日行 1 次，7 次为 1 个疗程。如未痊愈，间隔 1 日，继续治疗 1 疗程。

疹后期

此期处于发病后 10～30 天。此期疹点停发，疱液逐渐浑浊，疱疹逐渐萎陷、破裂结痂，局部皮色变暗红，遗留暂时性的红斑或色素沉着，灼痛减轻，刺痛逐渐明显。

"理" 此时临床症状高峰已过，病情在短期内趋于相对稳定，正邪交争之后，邪却正亦受损。湿热煎灼阴血，日久可阴伤血少，渐至血瘀。邪正相持，正虚邪恋，疱疹结痂愈合缓慢且疼痛难愈，此期若处理不当，易遗留后遗神经痛。

"法" 治疗当攻补兼施，正气鼓舞，邪气渐退，正胜邪却，疾病得复，以达"驱邪不伤正，扶正不滞邪"之目的。治以益气活血、祛瘀止痛为主。

"方" 以补阳还五汤加减。

"药" 黄芪 30 g、当归 15 g、赤芍 10 g、地龙 6 g、川芎 10 g、柴胡 10 g、茯苓 10 g、白术 10 g、延胡索 15 g、枳壳 15 g。气为血之帅，黄芪益气行血、托毒生肌，鼓舞正气，赤芍活血养血，柴胡清透肝热、舒达肝气，当归养肝血、涵肝阳、活血止痛。前期正邪相搏，湿邪困脾，脾气受损，故用白术、茯苓以健脾化湿，扶正去邪。川芎、延胡索、枳壳通达气血，活血止痛，促进皮损结痂愈合。地龙为血肉有情之品，能清热通络。《医宗必读》曰："血实则瘀，轻者消之，重者行之。"在活血药中加入通络之地龙，不仅可以清肝之余热、止痛，还可以减少后遗症的发生。诸药共用，共奏益气活血止痛之功。此期为疾病后期，正虚邪恋，用药平和，气机畅，疼痛则愈。可服 7 日。未愈上方可继进。

"术" 此期以刺络拔罐放血结合围刺、电针夹脊穴为主。选择合适体位，严格消毒，用梅花针在"疼痛明显处""血痂处""皮损头尾部"重叩刺，然后使用闪火法拔罐，留罐 5～10 min，以促进瘀血排出。此时要求放血量大，每处 5～10 mL。在皮部刺络拔罐放血，使邪有出路，达到邪去正安的目的，即"宛陈则除之"。现代医学认为刺络拔罐由于促进局部的血液排出和温热刺激，可以改善血液循环，促进新陈代谢，提高机体抗病能力。围刺、电针夹脊穴同上，配合选用足三里、三阴交、脾俞以扶正。针刺夹脊穴每日 1 次，刺络拔罐隔日 1 次，7 天为 1 个疗程。如未痊愈，间隔 1 日，继续治疗 1 疗程。

后遗症期

一般认为病程大于 1 个月者称后遗症期。由于早期失治、误治、激素使用不当，或饮食失宜、情志过极、劳累过度等可导致后遗症的发生。此期患者皮损已完全恢复，但遗留刺痛或麻木感，时轻时重，迁延数月、甚至数年不愈。

"理" 此期多数医家强调"不通则痛"，笔者从病因出发，认为不能忽视"不荣则痛"。肝经郁热，易伤气阴，加之前期多用苦寒燥湿之品，更易耗伤阴血。后期患者气阴两虚，筋脉失养，久而内及脏腑，影响气化功能，湿热伏邪失其约束，引发后遗神经痛。此期虚实夹杂，脏腑功能失调，以正虚为主。

"法" 此期当以扶正为主，治以养阴柔肝、通络止痛。

"方" 方用一贯煎加减。一贯煎出自《柳州医话》，被称为涵养肝阴无上之良药、治疗阴虚为主带状疱疹后遗神经痛有奇功。

"药" 沙参 20 g、麦冬 20 g、当归 15 g、生地 20 g、枸杞子 20 g、川楝子 15 g、柴胡 15 g、延胡索 20 g、丹参 15 g。麦冬、生地黄、枸杞子滋阴生津柔肝，生地黄兼滋阴养血之功，川楝子、柴胡疏肝理气止痛，当归活血养血，延胡索行气止痛，丹参活血止痛。全方共奏滋阴养血，活血止痛之功。此方可连续使用。

"术" 此期以针刺加艾灸为主。取穴：疼痛处、印堂、神门、太溪、三阴交，诸穴针刺后加电针（疏密波），留针 20 min。留针期间疼痛局部予以艾条悬灸，15～20 min/次，以皮肤潮红、有热感传导为宜。印堂、神门可调节神志、调畅情绪，太溪、三阴交可养阴活血。艾灸借助热力蓄积气血、改善气血循环，局部气血畅达则疼痛减缓，另外可以很好地提高免疫力，降低神经兴奋性，提高痛阈，具有较长的镇痛后效应，特别适宜于老年及免疫力低下者。针刺、艾灸隔日一次，7 次为 1 疗程，如未痊愈，可继续治疗 1 疗程。

总结

笔者依据现代医学临床分期理论，从"理、法、方、药、术"角度出发，根据带状疱疹各期特点，分期辨证，采取不同的方术组合。此方术组合经多年临床验证，疗效显著，是可以复制的治疗带状疱疹的优势技术组合。笔者认为，中医学者临床诊治时要熟悉"理、法、方、药、术"的中医思维体系，做到理、法、方、药、术一脉贯通，将内治之理和外治之术有机结合，这对认识疾病、提高临床疗效至关重要。

二 胸腺肽穴注加中药治疗带状疱疹后遗痛

带状疱疹患者在皮损痊愈后常遗留长时间疼痛,临床上缺乏特殊治疗。笔者自 1999 年以来采用胸腺肽穴位注射加中药内服治疗带状疱疹后遗痛取得较好疗效,现报道如下。

临床研究

1. 一般资料

本组 42 例中男 24 例,女 18 例,年龄 33～78 岁,平均 47.7 岁。病程 15 天～6 个月,平均 28.8 天。皮损位于头面颈部 18 例,上肢及胸肋部 15 例,腰背腹部 9 例。

2. 治疗方法

西药治疗 取胸腺肽粉剂 10 mg,用注射用水 4 mL 溶解后于阿是穴(病变最痛的两点)或患侧外关及足三里作穴位注射,每穴注射 1 mL,每周注射 2 次。

中药治疗 黄芪、党参各 30 g,白术、茯苓、川芎、当归尾、赤芍各 10 g,全蝎 3 g,柴胡 10 g,甘草 5 g。湿热重去党参、白术,加用龙胆草、黄芩、车前子;气阴两亏者加用石斛、北沙参。1 天 1 剂,水煎分 2 次服,疗程 4 周。

3. 疗效评定

治愈 治疗 4 周后疼痛消失。
显效 治疗 4 周后疼痛明显减轻，但仍有隐痛不适。
无效 治疗 4 周后疼痛减轻不明显，或无变化。

4. 研究结果

治愈 35 例，显效 6 例，无效 1 例，治愈率 83.33%，总有效率 97.62%。

分析讨论

带状疱疹又称"缠腰火丹""蛇串疮"，现代医学认为该病是由感染水痘带状疱疹病毒所致，因该病毒嗜神经性，故疼痛明显。尤其是年老体弱、部分免疫功能低下者，其皮损消退后，常常遗留后遗神经痛，疼痛剧烈，缠绵不休。胸腺肽能促使 T-淋巴细胞分化，调节机体免疫功能。

笔者以胸腺肽注射阿是穴、足三里穴、外关穴扶正祛邪、通络止痛，提高机体免疫功能。根据中医"痛则不通""通则不痛"理论，方中川芎、当归尾、赤芍活血化瘀止痛；全蝎、柴胡通络解毒；黄芪、党参、白术、茯苓健脾益气。有报道认为，活血类中药能防止和减轻由于病毒侵犯神经而引起的神经周围炎症和粘连，改善局部微循环，促进疾病愈合。柴胡有良好的镇痛作用，并能抗病毒、抗疲劳、促进组织功能恢复；黄芪能提高人体免疫力，改善微循环，从而有利于本病的治疗。

本部分改编自：张文晨，陈宁刚. 胸腺肽穴注加中药治疗带状疱疹后遗痛 42 例[J]. 浙江中西医结合杂志，2003，13(11)：714 - 715.

三 珍宝丸结合多虑平片治疗带状疱疹后遗神经痛

带状疱疹是由水痘—带状疱疹病毒感染所致,该病毒具有亲神经性,患者隐性感染病毒后,在各种诱因刺激下,潜伏的病毒激活、繁殖,引起受侵犯的神经节发生炎症或坏死,产生神经痛。带状疱疹后遗神经痛(PHN)即为皮损消退后,疼痛仍持续超过 3 个月者。PHN 的临床特征为持续性或阵发性、自发性灼痛或深在性疼痛、跳痛等异常性疼痛和感觉过敏及难以忍受的瘙痒。PHN 严重影响患者的生活。但是到目前为止,PHN 治疗尚无统一标准,且效果不如人意,我科采用珍宝丸联合多虑平片治疗带状疱疹后遗神经痛,疗效显著,现报道如下。

临床研究

1. 资料及标准

一般资料 选取宁波市中医院皮肤科 2013 年 1 月至 2014 年 12 月门诊 PHN 患者 78 例,均为皮疹愈合后出现疼痛持续 3 个月及以上;病变累及范围主要为胸部、腰背部、头面部、上肢、大腿等。患者均符合 PHN 的诊断标准。

随机分成治疗组与对照组。治疗组 39 例,其中男 19 例,女 20 例;年龄 45~81 岁,平均(61.4±9.2)岁;病程持续 2~6 个月,平均(3.1±1.5)个月。对照组 39 例,其中男 17 例,女 22 例;年龄 47~80 岁,平均(63.5±11.3)岁;病程持续 2~6 个月,平均

(3.2±1.3)个月。两组患者的一般资料比较,差异无统计学意义。($P>0.05$),具有可比性。本次研究在患者及其家属知情同意的情况下进行。

排除标准 ①有严重心、肝、肾等疾病,存在免疫缺陷、抑郁症和癫痫病史的患者;②入选前 15 d 服用过全身麻醉或局部麻醉药物,或抗抑郁和抗惊厥药的患者。

2. 治疗方法

（1）治疗组

多虑平片 25 mg,每晚 1 次,再加上口服珍宝丸(内蒙古蒙药股份有限公司,国药准字 Z15020410),珍宝丸主要成分:肉蔻、白蔻、麝香、珍珠、沉香、牛黄等二十九味药物。每次 12 粒,2 次/d。两组均以 7 d 为 1 个疗程,治疗 4 个疗程。

（2）对照组

口服甲钴胺片（卫材中国药业有限公司,国药准字 H20030812)0.5 mg,每次 1 片,3 次/d。多虑平片(上海信谊药厂有限公司,国药准字 H31021425)25 mg,每晚 1 次。

3. 疗效评定

采用视觉模拟评分法(VAS)评分,以治疗前疼痛感为 10 分,4个疗程结束后立即由患者自述疼痛减轻程度来进行 VAS 评分。

显效 VAS 评分<3 分。

有效 VAS 评分在 4~6 分。

无效 VAS 评分>6 分。

总有效率=(显效＋有效)/总数×100％。

4. 安全性观察

于治疗前、治疗后分别检测患者血、尿、大便常规及肝、肾功能,记录患者在治疗过程中的不良反应,如肝肾功能损害、胃肠道不适等。同时统计两组患者不良反应发生率。

5. 统计学方法

采用 SPSS20.0 软件进行统计学分析，两组间率（％）的比较进行 χ^2 检验，以 $\alpha=0.05$ 为检验水准，$P<0.05$ 为差异有统计学意义。

6. 研究结果

（1）两组患者综合疗效评价比较

治疗后，对两组患者的综合疗效进行评价，结果发现，治疗组总有效率达到 92.31％；对照组总有效率 79.49％，两组总有效率相比差异有统计学意义（$P<0.05$）。见表 4-3-1。

表 4-3-1　两组患者综合疗效评价比较

组别	例数	显效	好转	无效	总有效率
治疗组	39	24	11	3	92.31％
对照组	39	19	12	8	79.49％

注：与对照组比较，$P<0.05$。

（2）两组患者不良反应比较

治疗结束后，对两组患者的不良反应情况进行统计，结果发现，两组不良反应率均为 7.69％，差异无统计学意义（$P>0.05$）。见表 4-3-2。两组患者三大常规、肝、肾功能均未见明显异常。

表 4-3-2　两组患者不良反应比较

组别	例数	恶心	头晕	皮疹	不良反应率
治疗组	39	1	1	1	7.69％
对照组	39	1	2	0	7.69％

注：与对照组比较，$P>0.05$。

分析讨论

PHN 属于神经病理性疼痛，即由神经损伤或功能紊乱所引起，由不同的机制共同维持的一种难以治疗的慢性疼痛。

现代医学认为，三环类抗抑郁药是目前治疗 PHN 的首选药物之一，主要通过抑制去甲肾上腺素和 5-羟色胺的再摄取阻断脊神经元钠通道从而发挥镇痛作用。三环类抗抑郁药和其他抗抑郁药有阻断伤害性纤维上的 NMDAR 和肾上腺素受体。主要包括阿米替林、多虑平等。此外促进神经损伤修复药物也作为常规治疗所用，主要有 B 族维生素，其中以维生素 B_1、维生素 B_{12} 最常用。甲钴胺是一种内源性的辅酶 B_{12}，在维持神经系统的正常功能和损伤后修复过程中具有重要作用。

中医学认为，带状疱疹后遗神经痛是由于余毒未清，阻塞经络，气滞血瘀所致。而蒙药珍宝丸主要有肉蔻、白蔻、麝香、珍珠、沉香、牛黄等二十九味药物组成。具有安神镇静、通经活络、调和气血、醒脑开窍之功效。用于白脉病，半身不遂，风湿，类风湿，肌筋萎缩，神经麻痹，肾损脉伤，瘟疫热病久治不愈等症。白脉病在临床上包括各种神经性疼痛的疾病，临床药理学研究认为该药具有扩张毛细血管、改善微循环、抑制血小板聚集和抗血栓作用，以及保护神经损伤等作用，实验研究也发现珍宝丸有活血化瘀、疏通脉络、祛除瘀血的作用，可明显降低血瘀症大鼠的血细胞聚集作用。也有相当多的研究证实珍宝丸有很好的镇痛作用因此珍宝丸可以很好地疏通血络，减轻 PHN 的程度。

珍宝丸以其组方主从关系严谨，用药量少，药力独到，疗效卓著的特点，具有"神药"之称。本次研究发现珍宝丸结合多虑平治疗的临床疗效显著，无明显不良反应，值得临床上进一步推广。

本部分改编自：叶静静，陈宁刚.珍宝丸结合多虑平片治疗带状疱疹后遗神经痛疗效观察[J].中华中医药杂志，2015，30(11)：4195-4196.

揿针配合电针治疗 35 例带状疱疹后遗神经痛

带状疱疹后遗神经痛(PHN)是水痘-带状疱疹病毒(VZV)感染后引起的一种神经病理性疼痛,是带状疱疹最常见的慢性并发症,其是指在水疱消退后的一段时间,皮损部位仍遗留有的不同程度的烧灼感、蚁行感、刺痛、触摸痛和痛觉超敏。PHN 临床持续时间长,疼痛程度重,给患者和家属造成极大的心理负担,严重影响患者的生活、学习和工作。

揿针疗法是近年新兴的护理技术之一,它是基于传统毫针"静而留之"的进一步发展,在延长针刺镇痛作用方面具有独特优势。本研究采用揿针护理配合电针治疗带状疱疹后遗神经痛临床疗效确切。现报道如下。

临床研究

1. 资料及标准

一般资料 选取 2018 年 9 月至 2019 年 9 月在宁波市中医院针灸科门诊就诊符合纳入标准的 35 例带状疱疹后遗神经痛患者作为研究对象。其中,男 16 例,女 19 例,年龄 40～75 岁,病程 1 个月～4 年。

纳入标准 ①符合《中西医结合皮肤病学》和《临床诊疗指南(疼痛学分册)》制定的带状疱疹后遗神经痛诊断标准中有关带状疱疹后遗神经痛的诊断要点;②年龄 18～75 岁;③患者神志清楚,

能正确表达自己的疼痛并配合治疗；④无全身细菌或真菌感染；⑤患者自愿参与此次研究，并签署知情同意书。

排除标准 ①妊娠或哺乳期患者；②有心、肝、肾等系统严重疾病者及精神疾患者；③合并恶性肿瘤者或伴有导致疼痛的其他疾病者。

2. 治疗方法

电针治疗 患者取合适体位，充分暴露患处，用碘伏或酒精进行常规消毒，在病变相应节段夹脊穴用 0.30 mm×40 mm 华佗牌一次性毫针，针尖朝向脊柱方向斜刺进针，进针深度为 0.5～1 寸（根据患者胖瘦程度进行酌情调整）；在疼痛明显区域，用同样规格的毫针沿皮损外围 0.5 cm 处进行围刺，针尖朝向疼痛区域中心，呈 15°进针，针距约为 1 cm，针刺数目及进针深度根据疼痛范围及胖瘦程度而定。行针得气后，分别接电针（每人 3～4 组）。刺激参数为疏密波，疏密波 2/100 Hz，电流 0.1～1 mA，刺激 30 min。完成后取下电针仪及毫针，隔日一次。

揿针贴压 电针治疗结束后，以局部压痛点为主，将揿针（日本，规格 0.25 mm×2 mm）垂直刺入皮肤，皮损部位的揿针贴压的距离视疼痛范围大小而定，一般 5～7 枚，留针 24 h，按 10 天为 1 个疗程，共治疗 3～4 个疗程，每个疗程结束后休息 1 天。治疗结束后观察疗效。

3. 疗效评定

采用视觉模拟评分法（VAS）进行评分。

显效 临床疼痛消失，VAS 为 0 分。

有效 患者临床疼痛症状改善，疼痛改善分数＞2 分。

无效 疼痛无明显改善，甚至出现加重趋势，疼痛程度降低分数＜2 分。

总有效率＝显效率＋有效率。

4. 统计学方法

采用 SPSS 22.0 统计学软件对数据进行处理。计量资料以"$\bar{x}\pm s$"表示,采用 t 检验;计数资料以百分数(%)表示,采用 t 检验。以 $P<0.05$ 为差异有统计学意义。

5. 研究结果

经过 3~4 个疗程治疗后,其中显效 15 例(42.85%),有效 19 例(54.28%),无效 1 例(2.86%),总有效率为 97.14%。

典型案例

患者周某,女,54 岁,左胁肋部疼痛半年余。

病史　半年前患带状疱疹,当时经西医抗炎、抗病毒等治疗后疱疹 2 周消退,但遗留胁肋部疼痛。穿衣、盖被等轻微触到患部皮肤即会诱发剧烈刺痛,夜间痛甚,严重影响睡眠。视觉模拟评分(VAS)6 分,平素服用卡马西平片止痛。半年来,胁肋部疼痛时轻时重,曾服中、西药及神经阻滞等对症治疗,效果不佳,影响生活、工作。

刻诊　左侧胁肋部疼痛,呈持续性刺痛,触碰时加重,心烦急躁,神志清,胃纳尚可,夜寐欠安,二便调。

查体　左侧第 6—7 肋处尚可见色素沉着,轻触之疼痛明显。舌暗红,苔腻,脉弦涩。

西医诊断　带状疱疹后遗神经痛。

中医诊断　蛇串疮病,气滞血瘀证。

治法　行气活血,通络止痛。

操作　①患者取左侧卧位,暴露患处,用酒精在皮损周围及 T6~T8 夹脊穴进行消毒,用 0.30 mm×40 mm 一次性毫针斜刺夹脊穴,用同样规格的毫针沿皮损外围 0.5 cm 处进行围刺,针尖朝向疼痛区域中心,呈 15°进针,针距约为 1 cm,每次进针 20~25

针。行针得气后，分别接电针 4 组（夹脊穴两组，皮损周围 2 组），疏密波 2/100 Hz，电流 0.1～1 mA，以患者耐受为度，每次 30 min，隔日一次。②电针治疗结束后，寻找局部压痛点，将揿针（日本，规格 0.25 mm×2 mm）垂直刺入皮肤，每次 5 枚，留针 24 h。10 天为 1 个疗程，第 1 疗程结束后患者即觉明显轻松。休息一天后进行第 2 疗程，治疗同前，结束后患者诉疼痛明显好转，睡眠好转。继续巩固 2 个疗程后疼痛消失。1 月后随访未复发。

护理：①嘱咐患者穿宽松棉质衣服，避免抓破皮肤。②嘱咐其留针期间保持局部干燥、避免磨蹭使针脱落。③清淡食物为主，忌食辛辣、鱼腥等。④分散注意力，保持心情愉快。

分析讨论

带状疱疹后遗神经痛是一种非常顽固的难治性痛证，本病多因感受外邪后，余毒未清，后期气阴两伤致经脉失养，瘀血内阻，不通则痛。目前临床上尚无较好的治疗手段，大多数采取口服止痛药和营养神经药来缓解疼痛，但收效甚微。

揿针是常用的中医护理方法，其针体短、细，作用于浅表组织，不损伤机体，无痛且安全性高；起效迅速，并能达到"24 小时持续针刺的效果"；操作方便，易被患者接受。揿针通过持久柔和地刺激"浮络、孙络"激发卫气从而达到行气活血、通络止痛的作用。《素问·皮部论篇》提到"百病始生，先于皮毛"，PHN 正符合这一特点，揿针刺激部位浅，正适用于 PHN 这类"皮部"病。

电针治疗 PHN 是在传统针刺基础上，结合"闸门控制理论"发展出来的治疗方法，其能在促进脊神经部位的血液流通、调节脊神经的生理功能的基础上促进血管生成达到行气活血、通络止痛的作用，可以加快损伤神经的修复，明显减轻疼痛，并缩短治疗疗程。治疗中加以疏密波止痛，并依赖电流的作用刺激穴位组织，使肌肉产生有节律的收缩，从而增强和维持针刺作用，以达到更好的镇痛效果。电针配合围刺刺激量大，围而歼之，不仅促进气血运行,还可以阻断邪气外延,防止 PHN 的进一步发展及并发症的发生。

综上所述,通过本研究的观察,我们认为揿针配合电针治疗带状疱疹后遗神经痛临床疗效可,为临床护理中 PHN 的辅助治疗提供了一种新的治疗手段,初步认为可在临床护理工作中运用。考虑本研究的样本量相对较少,以后预期进行大样本临床随机对照试验来验证其辅助治疗 PHN 的疗效,以期获得更多数据支撑揿针辅助治疗 PHN 在临床护理中的推广运用。

五 电针联合红光治疗带状疱疹后遗神经痛

带状疱疹是皮肤科的一种常见疾病，由水痘-带状疱疹病毒（VZV）导致的一种急性感染性皮肤病，中医称"蛇串疮""缠腰火丹"等。当带状疱疹由于失治或误治，皮疹愈合后持续1月以上疼痛时成为带状疱疹后遗神经痛（PHN），疼痛表现为持续或间断性针刺样、烧灼样或刀割样疼痛，严重影响患者生活质量。中医学认为后遗神经痛由于余毒痹阻经脉，血瘀气滞，不通则痛。笔者收治了56例PHN患者为研究者，观察电针联合红光对PHN的疗效，报道如下。

临床研究

1. 资料及标准

一般资料 本研究收集2019年1月至2021年1月期间门诊及住院的带状疱疹后遗神经痛患者56例，采用随机数字表分成两组。治疗组28例：男15例，女13例，平均年龄（45.82±15.08）岁；平均病程（36.4±4.2）天；头颈项部5例，躯干及上肢15例，臀部及下肢部8例。对照组28例：男14例，女14例；平均年龄（46.67±13.31）岁；平均病程（36.4±3.7）天；头颈项部4例，躯干及上肢16例，臀部及下肢部8例。两组患者性别、年龄、病程及病变部位差异无统计学意义（$P > 0.05$），具有可比性。

诊断标准 中医学参照国家中医药管理局颁布的《中医病证

诊断疗效标准》中"蛇串疮"的诊断标准;西医参照《皮肤性病学》中带状疱疹后遗神经痛的诊断标准。

纳入标准　①符合带状疱疹后遗神经痛诊断标准者;②年龄18~80岁者;③VAS评分≥4分;④自愿加入本试验并签订"知情同意书"者。

排除标准　①合并严重器质性或其他内科疾病患者;②不能按规定完成治疗患者;③皮肤严重感染患者;④哺乳期及妊娠患者。

2. 治疗方法

(1)治疗组

甲钴胺片(弥可保,国药准字 H20143107,卫才(中国)药业有限公司),0.5 mg,3 次/d;加巴喷丁胶囊(派汀,国药准字 H20050271,江苏恒瑞医药股份有限公司),0.3 g,3 次/d;盐酸伐昔洛韦片胶囊(明竹欣,国药准字 H10970071,四川明欣药业有限责任公司),300 mg,2 次/d。连续服用 14 天。同时配合电针及红光治疗。

电针　选取行间、支沟、丘墟、阿是穴及神经节段夹脊穴,常规消毒,利用 1 寸毫针直刺丘墟、行间和支沟 0.5 至 0.8 寸左右,捻转提插得气后留针半小时;利用 1.5 寸毫针,垂直进针,对夹脊穴直刺 0.5 寸至 1.5 寸,捻转得气,沿着神经走向,实施皮下透刺,控制深度为 1 寸至 1.5 寸,缓慢进针。留针半小时。在夹脊穴与阿是穴上选取 1 组穴位,波形疏密波,强度以患者耐受为宜。30 min/次,1 次/d,1 周为 1 个疗程,共治疗 2 个疗程。

红光治疗　电针同时在皮损区域和对应神经节段采用 LED 光谱治疗仪(徐州市科诺医学仪器设备有限公司 KN - 7000A),距离设置 15 cm,频率设置 50 Hz,输出波长为(640±10)nm,光能密度为 300 mW/cm^2,1 次/d,每次 15 min。治疗时闭眼,戴好防护眼镜,在治疗过程中,以衣服遮盖非皮损部位。1 周为 1 个疗程,共治疗 2 个疗程。

（2）对照组

甲钴胺片(弥可保,国药准字 H20143107,卫才(中国)药业有限公司),0.5 mg,3 次/d;加巴喷丁胶囊(派汀,国药准字 H20050271,江苏恒瑞医药股份有限公司),0.3 g,3 次/d;盐酸伐昔洛韦片胶囊(明竹欣,国药准字 H10970071,四川明欣药业有限责任公司),300 mg,2 次/d。连续服用 14 天。

3. 疗效评定

分别在治疗前、治疗后,采用 VAS 评分表对患者疼痛进行评分。

痊愈 疼痛基本消失,疗效指数≥90%。

显效 局部疼痛明显减轻,90%>疗效指数≥60%。

好转 疼痛减轻,60%>疗效指数≥30%。

无效 疼痛无明显减轻,疗效指数<30%。

总有效率=(痊愈例数+显效例数+有效例数)/总例数×100%。

4. 统计学方法

所有数据均由 SPSS22.0 统计软件处理。计量资料以($\bar{x}\pm s$)表示,治疗前后比较用配对 t 检验,组间比较用两独立样本 t 检验;疗效比较采用 Ridit 分析。$P<0.05$ 为差异有统计学意义。

5. 研究结果

（1）疼痛 VAS 评分

两组患者治疗前 VAS 评分比较无统计学意义($P>0.05$);治疗前、治疗后两组患者 VAS 评分均较前降低,且治疗后治疗组较对照组 VAS 评分低,差异比较具有统计学意义($P<0.05$)。两组治疗前后 VAS 评分见表 4-5-1。

表 4-5-1　两组治疗前后 VAS 评分(分)

组别	例数	治疗前 VAS 评分	治疗后 VAS 评分
对照组	28	8.43±0.57	3.57±2.49*
治疗组	28	8.43±0.50	2.21±1.91*#

与同组治疗前比较,*$P<0.05$;治疗组和对照组比较,*#$P<0.05$

（2）两组患者有效率比较

治疗组痊愈 2 例,显效 16 例,有效 7 例,无效 3 例,总有效率为 89.29%;对照组痊愈 1 例,显效 11 例,有效 8 例,无效 8 例,总有效率为 71.43%。两组差异性比较具有统计学意义($P<0.05$)。治疗后临床疗效评价结果见表 4-5-2。

表 4-5-2　治疗后两组患者临床疗效评价表(例)

组别	例数	痊愈	显效	有效	无效	总有效率
对照组	28	1	11	8	8	71.43%
治疗组	28	2	16	7	3	89.29%

分析讨论

带状疱疹后遗神经痛是 VZV 再次激活后,病毒在感染的脊背根神经节内持续复制侵犯神经纤维而引起的疼痛性神经节炎,是带状疱疹最严重的并发症,在年龄超过 50 岁患者中发病率为 25%～50%。PHN 发病机制目前不完全明确,可能是疱疹病毒导致神经纤维受损,产生炎症,神经细胞水肿导致。

带状疱疹的西医治疗,主要以抗病毒、营养神经、止痛等治疗为主,中医治疗形式多样,有中药汤剂、针灸、电针、刺络拔罐、火针等。本项目主要研究常规西医治疗基础上,电针联合红光治疗 PHN 的临床疗效观察。研究结果表明,电针联合红光治疗较单纯西医治疗总有效率有显著提升,无效病例少,不良反应少,同时疼痛缓解明显。

针灸相关穴位及夹脊穴疏通经络，能改善局部血液循环。研究发现，电针刺激夹脊穴等可以通过调节脊神经兴奋性，加速血液循环，修复脊髓神元，提高患者的痛阈值而发挥镇痛效果。红光是600~700 nm波段的光，对人体的穿透性较强，红光照射时产生一系列光化学反应，促进细胞新陈代谢，改善微循环和局部营养，加速皮损愈合；同时还能增强白细胞吞噬能力，提高机体免疫力，发挥促进伤口愈合及缓解疼痛的作用。

综上所述，电针联合红光对带状疱疹的后遗神经痛不仅可以改善局部微循环，修复受损神经，还能提高患者机体免疫力，达到舒经通络，缓急止痛之效，为带状疱疹后遗神经痛患者提供更多选择，值得临床广泛应用。

针灸联合刺络拔罐治疗带状疱疹后遗神经痛

带状疱疹是由水痘-带状疱疹病毒(VZV)导致的急性感染性皮肤病。因其状如蛇行,故中医又名蛇串疮,多见于胸背、面部和腰部。当免疫功能下降时,潜伏于脊髓神经节中的病毒被激活而复制,引起相应节段的皮肤出现簇集状疱疹,若失治或误治,使受累神经分布区域遗留后遗神经痛(PHN),可持续数月,中医学认为此为余毒痹阻经脉,气滞血瘀,不通则痛。西医目前治疗PHN主要是类固醇皮质激素、抗病毒、营养神经、止痛、免疫调节等治疗,中医辨证论治PHN,因其安全、有效、无明显不良反应而被广泛应用。

临床研究

1. 资料及标准

一般资料 本研究收集2020年1月至2022年1月宁波市中医院皮肤科门诊及住院的带状疱疹后遗神经痛患者52例,采用随机数字表分成两组。治疗组26例:男14例,女12例,平均年龄(45.23±14.62)岁;平均病程(34.9±3.8)天;头颈项部5例,躯干及上肢14例,臀部及下肢部7例。对照组26例:男13例,女13例;平均年龄(46.08±12.77)岁;平均病程(35.0±3.65)天;头颈项部4例,躯干及上肢15例,臀部及下肢部7例。2组患者性别、年龄、病程及病变部位差异无统计学意义($P > 0.05$),具有可比性。

诊断标准　中医学参照国家中医药管理局颁布的《中医病证诊断疗效标准》中"蛇串疮"的诊断标准；西医参照《皮肤性病学》中带状疱疹的诊断标准。

纳入标准　①符合带状疱疹后遗神经痛诊断标准者；②年龄18～80岁者；③自愿加入本试验并签订"知情同意书"者。

排除标准　(1)合并严重器质性疾病患者；(2)不能按规定完成治疗者；(3)哺乳期及妊娠患者。

2. 治疗方法

(1) 治疗组

甲钴胺片(弥可保,国药准字 H20143107,卫才(中国)药业有限公司),0.5 mg,3 次/日；加巴喷丁胶囊(派汀,国药准字 H20050271,江苏恒瑞医药股份有限公司),0.3 g,3 次/日；盐酸伐昔洛韦片胶囊(明竹欣,国药准字 H10970071,四川明欣药业有限责任公司),300 mg,2 次/日。连续服用 16 天。

针刺,选取行间、支沟、丘墟、阿是穴及神经节段夹脊穴,常规消毒,利用 1 寸毫针直刺丘墟、行间和支沟 0.5～0.8 寸左右,捻转提插得气后留针半小时,中间行针一次。利用 1.5 寸毫针,垂直进针,对夹脊穴直刺 0.5 寸～1.5 寸,捻转得气,沿着神经走向,实施皮下透刺,控制深度为 1 寸～1.5 寸,缓慢进针。留针半小时,中间行针一次。每 2 天治疗 1 次,4 次为一疗程,治疗 2 疗程。

刺络放血时,协助患者保持舒适体位,充分暴露患处,常规消毒处理后使用三棱针对疱疹点刺,破溃后对周边皮肤同时点刺处理,按叩刺面积选取合适的火罐,留罐时间为 3 min～5 min,之后碘伏擦拭,干棉球擦拭,让其自然干燥后纱布保护创面。若疱疹处于手足部、面部等难以拔罐处,则以挤压出血处理。每 2 天治疗 1 次,4 次为一疗程,治疗 2 疗程。

(2) 对照组

甲钴胺片(弥可保,国药准字 H20143107,卫才(中国)药业有限公司),0.5mg,3次/日;加巴喷丁胶囊(派汀,国药准字H20050271,江苏恒瑞医药股份有限公司),0.3g,3次/日;盐酸伐昔洛韦片胶囊(明竹欣,国药准字H10970071,四川明欣药业有限责任公司),300mg,2次/日。连续服用16天。

3. 疗效评定

分别在治疗前、治疗4次后和治疗8次后,采用VAS评分表对患者疼痛进行评分。

痊愈 疼痛、麻木、烧灼感完全消失。

显效 疼痛、麻木、烧灼感明显缓解,偶伴阵发性轻微疼痛、麻木、烧灼感,不影响睡眠与正常的生活工作。

有效 疼痛、麻木、烧灼感轻度缓解,对睡眠与正常的工作生活仍有影响。

无效 疼痛、麻木、烧灼感无缓解。

总有效率＝(痊愈例数＋显效例数＋有效例数)/总例数×100%。

4. 统计学方法

所有数据均由SPSS21.0统计软件处理。计量资料以($\bar{x}\pm s$)表示,治疗前后比较用配对t检验,组间比较用两独立样本t检验;疗效比较采用Ridit分析。$P<0.05$为差异有统计学意义。

5. 研究结果

(1) 疼痛VAS评分

两组患者治疗前VAS评分比较无统计学意义($P>0.05$);治疗4次、8次后两组患者VAS评分均较前降低,且治疗8次后治疗组较对照组VAS评分低,差异比较具有统计学意义($P<0.05$)。两组治疗前后VAS评分见表4-6-1。

表 4‐6‐1　两组治疗前后 VAS 评分(分)

组别	例数	治疗前	治疗 4 次	治疗 8 次
对照组	26	8.58±0.58	5.54±1.56*	3.65±2.53*
治疗组	26	8.77±0.59	5.00±1.10*	2.27±1.97*#

与同治疗组治疗前比较，*$P<0.05$；治疗组和对照组比较，*#$P<0.05$

（2）两组患者有效率比较

治疗组痊愈 2 例，显效 15 例，有效 6 例，无效 3 例，总有效率为 88.46%；对照组痊愈 1 例，显效 10 例，有效 7 例，无效 8 例，总有效率为 69.23%。两组差异性比较具有统计学意义($P<0.05$)。治疗后临床疗效评价结果见表 4‐6‐2。

表 4‐6‐2　治疗后两组患者临床疗效评价表(例)

组别	例数	痊愈	显效	有效	无效	总有效率
对照组	26	1	10	7	8	69.23%
治疗组	26	2	15	6	3	88.46%

分析讨论

带状疱疹中医学称"蛇串疮""缠腰火丹"等，由肝经郁热、脾虚湿蕴、气滞血瘀引起，带状疱疹后遗神经痛通常属于气滞血瘀型，久病体虚，经络失养，脉络瘀阻，不通则痛，治疗上通常以清热解毒，活血化瘀，通络止痛为主。西医学认为本病是 VZV 再次激活后，病毒在感染的脊背根神经节内持续复制而引起的疼痛性神经节炎。治疗以抗病毒、营养神经、止痛等为主，但因其医疗成本相对高，且药物有一定不良反应而不被很多患者接受。

本研究主要采用针灸联合刺络拔罐疗法，上述研究结果表明，针灸联合刺络拔罐较单纯西医治疗效果佳，不良反应少。针灸行间、支沟、丘墟等穴位疏通经络，激发经气，从而改善局部血液循环。针刺夹脊穴疏通局部经络气血,沟通两经之气,调节五脏六腑功能,使阴阳平和,阴平阳秘。现代研究也表明,夹脊穴深层布有脊神经,针灸夹脊穴通过调节脊神经兴奋性,加速血液循环,发挥镇痛效应。刺络拔罐具有活血通络之功效,拔出体内湿热火毒,现代医学研究显示,刺络拔罐后局部刺络放血部位血液中淋巴细胞数下降,中性粒细胞数上升,从而增强人体免疫机能,同时可促进内源性阿片肽类物质的分泌,起到镇痛作用。以上治疗方法联合可起到抗病毒、止痛以及消炎的作用,缓解水肿,修复受损组织与神经。

综上所述,采用针灸联合刺络拔罐对带状疱疹的后遗神经痛可以达到舒经通络,缓急止痛之效,缓解神经水肿、修复受损神经同时提高患者机体免疫力,为带状疱疹后遗神经痛患者提供更多选择,值得临床广泛应用。

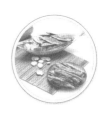

第五章　银屑病篇

一　关于银屑病临床分类的思考

　　银屑病是一种皮肤科常见的以红斑、丘疹、斑块鳞屑为特征的慢性炎症性皮肤病,其病因和发病机制尚不完全明确,遗传、感染、免疫、代谢、内分泌及精神、神经因素可能与发病有关。银屑病的临床分类根据不同皮肤科专业图书有不同分法。

　　中国皮肤科医生的教科书《中国临床皮肤病学》根据银屑病的临床特征,把银屑病分为寻常型、脓疱型、关节病型及红皮病型银屑病四种类型。寻常型银屑病为临床最多见的一型,其临床特征是白色鳞屑、发亮薄膜和点状出血。根据皮损形态不同细分为:点状银屑病、钱币状银屑病、地图状银屑病、环状银屑病、带状银屑病、泛发性银屑病、脂溢性皮炎样银屑病、湿疹样银屑病、蛎壳状银屑病、扁平苔藓样银屑病、慢性肥厚性银屑病、疣状银屑病等。根据皮损所在部位的不同,细分为:头皮银屑病、颜面银屑病、皱襞部银屑病、掌跖银屑病、黏膜银屑病、甲银屑病、毛囊性银屑病、反向性银屑病等。根据发病的时间特征,分为冬季型银屑病和夏季型银屑病等。银屑病的整个过程分为三个病程,分别为进行期、静止期和退行期。脓疱型银屑病一般可分为泛发性及掌跖脓疱型银屑病两种。

　　国外的经典皮肤病学专业书《Bolognia 皮肤病学(第 4 版)》指出,慢性斑块型银屑病是寻常型银屑病中最常见的亚型,其特征为境界清晰的、红斑丘疹鳞屑性皮损,少数患者皮损可几乎累及全身(红皮病型银屑病)或皮损为无数较小、广泛分布的丘疹和斑块(点滴型银屑病);更少见的类型则为泛发性脓疱性银屑病或掌跖脓疱病，并认为银屑病是一种有不同皮肤表现的谱系疾病。在任何一个时间点上，某一个特定的个体上可同时存在几种不同类型的皮损，但这些皮损都有同样的重要特征：红斑、增厚和鳞屑。此外，这本书中还专门提到特殊部位银屑病，包括头皮银屑病、屈侧银屑病、口腔黏膜银屑病、甲银屑病等。最后指出银屑病性关节炎，作者更倾向于银屑病性关节炎是银屑病的一个伴随症状，而不是银屑病的一个临床类型。

笔者认为，合理的临床分类应该对临床的诊断和治疗有积极的指导意义。而目前寻常型银屑病所描述的"寻常"，它所针对的是非寻常的银屑病，区分寻常与非寻常对临床的诊断和治疗几乎无任何意义。而在寻常型银屑病中，点滴型银屑病与其他各种皮损形态的慢性斑块型银屑病的病因和治疗方案又有所不同。而那些各具皮肤表现的如钱币状银屑病、地图状银屑病、环状银屑病、带状银屑病、泛发性银屑病、湿疹样银屑病、蛎壳状银屑病、扁平苔藓样银屑病、慢性肥厚性银屑病、疣状银屑病等，病因和治疗方案均无太大区别。所以传统地把银屑病分为寻常型银屑病、脓疱型银屑病、关节病型银屑病和红皮病型银屑病四类已经不合时宜，银屑病需要更合理的临床分类方法。

笔者根据多年临床体会，根据皮损不同表现和不同的治疗方案，把银屑病分为斑块状银屑病、点滴状银屑病、脓疱型银屑病和特殊部位银屑病，包括头皮银屑病、屈侧银屑病、口腔黏膜银屑病、甲银屑病等四类，另把银屑病性关节炎和红皮病型银屑病从一般银屑病的分类中脱离出来，作为与银屑病相并列的诊断。理由有以下几个方面。

第一，斑块状银屑病是银屑病临床最常见的银屑病类型，斑块状是对皮疹的描述，虽然有各种不同形态的斑块类型，但治疗方案均相同，所以没有必要进一步细化描述各种形态的皮损作为三级诊断。目前生物制剂是银屑病治疗的一线治疗方案，其使用的适应证是中重度斑块状银屑病，临床诊断的精准能更好地指导临床药物使用，也更符合医保政策的要求。

第二,点滴状银屑病是对皮疹特征的描述,把它从原来的寻常型银屑病中分离出来,是其确实有特殊的发病原因和不同的治疗方案,与斑块状银屑病有所区别。脓疱型银屑病也是同样道理,只是很早就把它单独分类了。

第三,特殊部位银屑病具有各自的疾病特征,其临床表现和用药也有所差异,临床上经常会碰到单发于某个部位的银屑病,与最常见的斑块状银屑病有所区别,故单列一类更为合理。

第四,关节病型银屑病和银屑病性关节炎是同一疾病的不同名称,但重点应该是关节炎。有些专家认为银屑病性关节炎是银屑病的一种共病存在,而笔者认为银屑病不仅仅单纯是一种皮肤病,它是一种系统性疾病,我们常规认为的银屑病的只是银屑病的皮肤表现,而银屑病性关节炎是银屑病的关节表现,两者有明显区别,是并列的关系,应独立诊断。

第五,红皮病并非一个特定的疾病,而是多种疾病显著的临床表现,它代表了一类系统性的严重的皮肤疾病。银屑病是成人红皮病中最常见的原发疾病,但银屑病发展为红皮病后,其临床表现和治疗方案均会与原来的银屑病有很大差异,所以红皮病型银屑病本质是红皮病,只是原发病是银屑病而已。所以笔者认为,红皮病型银屑病这个诊断改为"红皮病+银屑病"两个诊断更加合适,也没有必要专门从银屑病中分出红皮病型银屑病这一分类。

综上所述,目前银屑病的临床分类有一定的不合理性,这与历史的传承和临床对于诊断的精确性要求不高有关。笔者抛砖引玉,对银屑病的临床分类进行了新的尝试,希冀获得皮肤科同道的批评指正,共同讨论使银屑病的临床分类更加完美。

二 分期治疗寻常型银屑病

银屑病是一种以红斑鳞屑性为主症的慢性、复发性、炎症性皮肤病，可累及皮肤、黏膜、指甲、关节受损等，分寻常型和特殊类型，其中以寻常型最常见，占全部患者的 97％以上，寻常型银屑病分为进行期、静止期和退行期。现代医学认为其与遗传、免疫、感染及代谢障碍等因素相关，发病率为 1％～3％。银屑病当属中医"白疕"范畴，多由素体热盛，过食肥甘酒品，情志失调，郁久化热引发，血热夹杂六淫外邪，日久生风化燥，壅滞气血经络，皮毛失养而发。西医多采用抗生素、抗肿瘤剂、免疫抑制剂、生物制剂、维 A 酸制剂、甚至激素等内用及外用治疗，长期应用有较大的副作用，易复发。中医药能有效缓解疾病的症状，在银屑病治疗中具有独特优势。

陈宁刚教授从事中医皮肤临床、教学、科研近 30 年，擅长中西医结合，尤其注重中医外治法，主张将内服与外治有机结合，对皮肤病的诊治有独到见解。主张"皮病治脾，脾病治湿"的理论特色，认为银屑病在"从血论治"时不能忘治湿。陈宁刚教授基于"理-法-方-药-术"体系分期论治寻常型银屑病，临床疗效显著，现将其经验介绍如下。

进行期

此期患者皮损鲜红，多呈针尖至绿豆大小不等的点滴状皮疹，不断增多或迅速扩大，发病急骤，传变迅速，覆有鳞屑，瘙痒剧烈，刮去鳞屑可见点状出血,可伴随心烦易怒,小便黄,舌质红或绛,脉弦滑或数等全身症状。

"理" 陈宁刚认为,寻常型银屑病初起者,多素体郁热,复感风寒、风热之邪,壅遏肌表,发为本病;或体内火热之邪壮盛,或烦躁易怒,或外感六淫入里郁而化热,积热于血分之中,血热生风而发。

"法" 前期多因六淫邪毒所致,毒邪壅盛,正气充足,疾病未发生传变,注重专攻解毒。此时热入血分,损害发展较快,属于血热证,是疾病发展的关键阶段,若用药不当可致病程迁延或易复发。此期以攻为主,治当凉血解毒为主,辅以祛湿。

"方" 犀角地黄汤加减化裁。

"药" 牛角、生地黄、芍药、丹皮、黄芩、栀子、连翘、玄参、知母、忍冬藤、鬼箭羽、地肤子、甘草。牛角、生地黄清热凉血,牡丹皮、栀子、芍药泄肝经之火,连翘、玄参解散浮游之火,知母滋阴降火,忍冬藤、鬼箭羽、地肤子祛风除湿止痒,甘草和胃也。该方为苦寒重剂,易损伤脾胃阳气,不宜长期使用,中病即止。清热凉血解毒类中药能够调控 Th1/Th2 和 Th17/Treg 细胞的失衡状态,缓解皮肤免疫性炎症。

"术" 中医外治法历史悠久,有独特的优势和经验,可透达毛窍,调和经络,直达病所,发挥直接作用,从外达内,标本兼顾,从而达到明显的治疗效果。此期以刺络放血加拔罐疗法为主。选用梅花针,严格消毒,在四弯穴进行放血,梅花针重叩刺,然后在叩刺部位拔灭菌火罐,留罐 15 min,此时要求放血量大,每部位需 5~10 mL。每周进行 1 次,一般治疗 3~5 次。

刺络拔罐这一古老的治疗方法,最早见于方书《五十二病方》,具有解表发汗、泻热解毒、通经活络、消瘀祛滞、调和气血、养血活血的作用,多用于"经络不通之病"。银屑病表现出的顽固性鳞屑性红斑,刮之有出血点,反复发作,顽固难愈的临床特点符合中医基础理论"久病入络"的表现,而络病多为久病、慢性病,络细而密,血行迟缓,一旦邪客脉络,多致气滞血瘀,表现为有形之滞,治疗方法如《素问·针解篇》记载："宛陈则除之者,出恶血也。"《素问·血气形志篇》记载："凡治血,必先去其血。"现代研究表明,刺络拔罐可作用于人体神经-内分泌-免疫(NEI)网络。NEI网络是机体维持自身内部稳态的生物学基础。刺络拔罐从多方面调节患者的NEI网络,促进机体重建自我调节作用,使内环境更加趋向于稳定。通过刺络拔罐将银屑病患者体内运行不畅的"恶血"排出体外,促进气血的正常运行,调整患者的NEI网络系统,使机体内环境趋向平衡稳定,从而达到去除鳞屑性红斑丘疹,使皮疹不再新起的目的。

《寿世保元》中提道："治癣疮,用排针磨极尖快,当痒时放癣疮上各刺百针,血出尽,盐汤洗之,未愈,再刺再洗。"《外科大成》中有："发痒时,用针刺百余下,出尽毒血。"毒邪是本病的关键致病因素,血热是本病的病理基础,故治疗以中"血实宜决之……宛陈则除之"为原则,采用刺络放血拔罐疗法治疗血热型银屑病,意在清热泻火排毒,火毒随瘀血排出,而其病自愈。

治疗期间嘱咐患者要忌饮酒类,少吃鱼、虾、蟹等动风发物,多吃蔬菜水果。注意情绪调养,勿心烦、急躁,以免加重瘙痒,内衣要柔软宽松,宜棉织品或丝织品而不宜毛织品。

静止期

此期皮损颜色暗淡或红褐,鳞屑干燥较厚,甚至皲裂,如破败皮革,瘙痒轻,常伴口干舌燥,舌质淡,舌苔少或薄白,脉细或细数。此期为病程迁延阶段。

"理" 此期患者多因进行期未及时治疗或治疗不当,进行期火毒内盛,煎灼津液,营血受损,阴津亏虚,生风化燥,肌肤失养,当属血燥证。

"法" 治以养血滋阴,润肤熄风之法。此期补益药的使用逐渐增多,但仍不忘攻伐,补不足,损有余,攻不伤正,两者相辅相成。

"方" 当归饮子加减。

"**药**" 当归、生地黄、麦冬、芍药、鸡血藤、黄芩、土茯苓、车前子、甘草。当归、生地黄、麦冬养血滋阴润燥,芍药、鸡血藤养血活血,黄芩、土茯苓清热解毒燥湿,车前子利湿,甘草调和诸药,全方共奏养血润燥、解毒除湿之功。脾胃虚弱者加白术、黄芪。

"**术**" 主此期以电针结合耳穴治疗为主。取穴分2组,俯卧位取大椎、肺俞、膈俞、肝俞、委中、太溪;仰卧位取曲池、足三里、血海、阴陵泉、三阴交、太冲。穴位常规消毒,采用一次性无菌针灸针针刺,得气后在太溪行捻转补法,内庭、太冲行捻转泻法,行针后在肺俞、肝俞、太溪、曲池、足三里、血海、阴陵泉接电针(疏密波),以患者耐受为度,留针30 min。2组穴位交替使用,每日针刺1次,10次为1个疗程。针刺结束后,予以耳穴埋豆,取耳穴:神门、内分泌、皮质下,予以王不留行籽贴压,隔日一次,左右耳交替使用,嘱咐患者每日自行按摩3~5次。电针则是在传统针刺得气后,在针具上通以微量电流,针刺和电的双重刺激相互协调,使病变部位血流通畅,皮肤营养充足,从而抑制表皮细胞增生角化过程,加快皮疹消退,另外可以调节人体整体生理功能,可以促进气血循环,激动人体免疫功能,提高机体抗病能力。陈宁刚教授认为,此期针刺一般不会发生同行反应,不建议在进行期针刺。

此期选取背部俞较多,足太阳膀胱经脉主表,可散一身风阳,背部俞穴之经气,内归脏腑,可调节五脏之平衡。大椎、曲池、肺俞宣肺清热透表,膈俞、足三里健运生血,肝俞疏肝调血,太溪益精化血,委中、血海泄血中郁热,太冲泻肝火平肝阳,阴陵泉、三阴交可健脾利湿。整体和局部相结合,补中有泄,从内脏调理机体以治其本。耳穴疗法是中医常用非药物疗法之一,人体各器官脏腑疾患均可在耳廓相应代表区体现。刺激耳部穴位,可调节脏腑、气血,平衡人体阴阳,治疗疾病。神门、内分泌、皮质下是耳穴治疗皮肤病的常用穴位,其中皮质下穴具有清热解毒功效,神门穴可镇静安神,止痛止痒。内分泌穴可调节人体内分泌,改善皮损。诸穴配伍可平衡阴阳、调和气血,改善皮肤血运和新陈代谢,促进皮损消退。另外,耳穴在调节神志、改善病人的情绪状态方面效应显著。银屑病患者的心理治疗不可忽视，帮助其缓解内心的焦虑，鼓励其建立克服困难的信心。

退行期—血瘀证—活血化瘀

此期患者表现为皮损颜色黯红或紫，皮损肥厚浸润，鳞屑较厚，不同程度瘙痒，经久不退，伴有正常皮肤处肌肤甲错，舌紫黯或黯红有瘀斑，脉细涩等。

"理" 平素体弱、气血两伤且久病者，气机不畅，血运无力，以致脉络阻塞，气化不利，气机升降失常，脏腑功能失调，血失通畅，脉道涩滞而致血瘀。血瘀又进一步影响气血运行，如此恶性循环，形成了气滞血瘀的病机。气滞血瘀，肌肤失荣而反复不愈，其皮损呈斑块状，皮疹色偏暗紫，皮肤肥厚粗糙，起鳞屑，伴舌暗，退行期是银屑病的最后一个阶段，经历了前两期的正邪交争后，正气严重耗伤，此时正虚无力抵抗邪气，伏邪未能全部驱除，残留之邪气经过一段时间的潜藏后同样能造成疾病复发甚至出现其他病证使病情复杂加重，因此退行期虽有皮损消退之势，也切勿中断治疗。应遵循"既病防变"原则，其治疗方法要以扶正为主，并兼以透邪，达到恢复正气，除尽余邪，诸邪不再侵犯、隐匿的目的。

"法" 由于此期伏邪久积体内，不断耗伤气血阴液，往往造成血虚、血燥等病证，故扶正之法常以益气、养阴为主，治疗宜活血化瘀，解毒通络之法，治疗当攻补兼施，正气鼓舞，邪气渐退，正胜邪却，疾病得复，以达"驱邪不伤正，扶正不滞邪"之目的。治以益气活血、祛瘀止痛为主。至消退期，补益药的使用为主要，补大于攻。

"方" 活血解毒汤适用于银屑病血瘀证。

"药" 方中桃仁、红花、莪术、丹参、鸡血藤、鬼箭羽活血化瘀，为君药；白花蛇舌草解毒，是为臣药；病程日久耗伤气血，以鸡血藤、元参养血滋阴，猪苓除湿，共为佐药；陈皮理气，气行则血行，是为使药，全方共奏活血养血、解毒理气之功。气能行血，血能载气，治疗时常将活血药与疏肝行气药共用，肝主藏血、疏泄，参与调节脏腑、经络的功能活动,故投以柴胡、陈皮、青皮、香附、郁金等药疏解肝气。可服 7 日。未愈上方可继进。

"术" 毫火针治疗。选取适当的体位,操作者要气定神闲、调匀呼吸、心稳手稳。每次选 4～5 处皮损处,持 0.30 mm×25 mm 无菌针灸针 1 支,待针烧至通红时,迅速而准确地连续点刺,直入直出,稍入表皮即止。每处皮损依据皮损大小决定进针次数,然后在毫火针点刺处拔罐 5 min,拔出少量血液,起罐后用干棉球擦净。操作时,务必红、准、快,不得歪斜、拖带。每日 1 次,10 次为 1 个疗程。

毫火针在局部方面,具有温通经络,加速局部气血运行,改善人体微循环,使瘀结得消、寒湿得散、热毒得泻、疼痛得除;在整体方面,毫火针焠刺之后,通过局部刺激和整体经络的传导感应,能够调节人体的气血、津液、阴阳、气机,既能恢复人体脏腑功能活动,又能促使阴阳相对平衡。

从现代医学角度看,毫火针能对人体多个系统产生功能调整作用,增强机体免疫功能,促进新陈代谢与细胞修复。与普通针灸相比,毫火针不需提插捻转即可得气达效,而且毫火针具有补泻双向调整功能,可不计泻补、不辨寒热虚实,只要掌握操作技巧,就能取得预期疗效。治疗时间短,一次治疗仅需 3～5 min,克服了针灸一次长达 30 min 的缺陷,特别适合上班族及因时间紧而没有时间治病的患者,更适合对针灸有恐惧感甚至晕针和疼痛敏感的患者。与传统的火针相比,毫火针疼痛轻。毫火针采用毫针作点刺针具,克服了传统火针粗的缺点,疼痛只有拔毛之感,而且瞬间消失。同时,由于毫火针使用针具细,针孔小、无创伤、不出血,一次性使用无感染,更加安全可靠。与用药物治疗相比,毫火针比吃药更治本、更安全,克服长期服用西药易引起肝肾损害与胃肠道症状,甚至严重并发症,停药后易复发,患者的依从性不高。

火针最早记载于晋代陈延之《小品方》,火针还曾被称为"燔针、焠刺、白针、烧针"等。火针疗法源远流长,现在所用的火针主要是指将特制的针具在酒精灯上加热烧红针尖后,刺入身体的特定穴位或特定皮肤部位达到治疗疾病的方法,因其疗效确切、操作简单、安全可行,广泛用于皮肤科各种疾病的治疗。从中医角度分析,火针的治疗机制主要在于温热作用,其温热之性可激发经络之气,温经通络,从而鼓舞气血运行,并活血化瘀、透风止痒。

分析总结

银屑病发病率高,皮损顽固,病情反复,影响患者身心健康。中医着眼于全局,四诊合参,辨证施治,在治疗银屑病方面具有不可替代的优势。

陈宁刚教授依据现代医学临床分期理论,从"理、法、方、药、术"角度出发,根据寻常型银屑病各期特点,分期辨证,对不同时期不同类型采取不同的针药术组合,是传统凉血清热、活血祛瘀、养血润燥治法治疗银屑病的补充。临床诊治时熟悉"理、法、方、药、术"的中医思维体系,做到理、方、药、术一脉贯通,将内治之理和外治之术有机结合起来,对提高临床疗效至关重要。

三 犀角地黄汤重用生地治疗进展期血热证银屑病

临床研究

1. 资料及标准

一般资料 60例均为宁波市中医院皮肤科门诊及住院部确诊的银屑病患者,并且中医辨证属于血热证的患者。随机分为两组,治疗组30例,其中男18例,女12例,年龄23~70岁,平均42.5±15.3岁;病程从1周到30年,平均10.5±3.8年。对照组30例,其中男17例,女13例,年龄25~73岁,平均45.3±13.9岁;病程从1周到30年,平均12.6±4.2年。两组年龄、性别、病程等经统计学比较,无显著性差异($P>0.05$),具有可比性。

西医诊断标准 按照赵辨主编《临床皮肤病学》诊断标准确诊的银屑病患者,分期为进展期。

中医诊断标准 参照国家中医药管理局1994年颁布的《中医病证诊断疗效标准》中白疕的中医辨证标准。主证包括:新皮疹不断出现,以丘疹、斑丘疹、脓疱为主,皮疹基底皮肤颜色鲜红,刮去鳞屑有点状出血,可有同形反应;次证包括:初发或复发,可有不同程度瘙痒、心烦、口干、便秘、尿黄,舌质红,苔黄,脉弦数。符合以上西医进展期银屑病诊断标准和中医银屑病血热证的辨证分型标准。

排除标准 ①孕妇及哺乳期妇女;②有严重心、肝、肾等内科疾病的患者;③不信任医师或依从性差的患者。

2. 治疗方法

（1）治疗组

给予犀角地黄汤重用生地。药物组成:生地 80~120 g,水牛角 30 g,赤芍、丹皮各 15 g。加减:皮肤瘙痒明显,加凌霄花 15 g,郁金、土茯苓各 30 g。每日 1 剂,水煎 2 次,共煎取药液 500 mL,分两次早晚饭后半小时温服。

（2）对照组

口服消银颗粒(陕西康惠制药有限公司提供),国药准字Z20000019;每袋规格 3.5 g。每次 1 袋,早中晚各服 1 次。两组患者均外用普通激素乳膏及保湿剂,所有病例疗程均 4 周。

3. 疗效评定

参照 PASI 评分标准,计算 30 例患者治疗前后 PASI 积分,根据 PASI 积分下降率确定痊愈、显效、有效、无效的例数,进行总有效率比较。

痊愈 PASI 评分降低$\geqslant 90\%$,皮损全部消退,留色素沉着或色素减退斑。

显效 $60\% \leqslant$ PASI 评分降低$< 90\%$,皮损大部分消退。

有效 $20\% \leqslant$ PASI 评分降低$< 60\%$,皮损部分消退。

无效 PASI 评分下降$< 20\%$,皮损消退不明显,或者症状反而加重。

有效率＝(痊愈＋显效＋有效)例数/总例数$\times 100\%$。

4. 研究结果

两组临床疗效比较见表 5 - 3 - 1。治疗组总有效率 96.67%,对照组总有效率 83.33%,两组总有效率经统计学检验,有显著性差异($P < 0.05$),表明治疗组的疗效更为明显。

表5-3-1 两组临床疗效比较

组别	例数	痊愈	显效	有效	无效	总有效率
治疗组	30	10	16	3	1	96.67%*
对照组	30	6	13	8	5	83.33%

注:*与对照组比较,$P<0.05$。

分析讨论

银屑病中医又称"白疕",目前血热、血燥、血瘀三大证型已成为银屑病中医辨证分型的主体,分别对应银屑病的进展期、静止期、恢复期。辨证属血热型的进展期银屑病,《内经》有"病温者,汗出辄复热,而脉躁急,不为汗衰"之记载,参见本病,当以温病论治。毒热之邪消津灼液,日久伤阴则致阴虚血热。

治疗上,多数医家学者均选择养阴凉血代表方,犀角地黄汤进行化裁。向丽萍教授认为,该病在急性起疹时当治以清热凉血、养阴润燥,正如叶天士所谓"入血就恐耗血动血,直须凉血散血"。方中水牛角、生地黄清热凉血,使火平热降,毒解血宁;苦寒之赤芍、丹皮相配以凉血散瘀,以防毒热之邪耗津伤液而致血液黏稠成瘀。艾儒棣教授选择犀角地黄汤加减土茯苓、桑白皮等治疗血热型银屑病疗效显著。

笔者在临床治疗中采用犀角地黄汤重用生地(60~120 g)对进展期皮损,尤其是红斑、脓疱的改善尤为迅速,除部分患者大便溏软,并且无任何不良反应。生地内含有维生素 A 类物质,多种糖类及多种氨基酸,可以促进组织修复,抑制银屑病各种炎症因子,并且无明确的中毒剂量,在符合中医学辨证施治的同时,兼顾了中药现代药理研究成果,在临床治疗中取得了很好的效果。

本部分改编自:叶静静,陈宁刚.犀角地黄汤重用生地治疗进展期血热证银屑病30例[J].浙江中医杂志,2015,50(08):587.

苦参碱注射液治疗泛发性脓疱型银屑病

泛发性脓疱型银屑病是一种少见而严重的皮肤病，病死率高。大多数患者发病急骤，数周甚至数日内皮疹以泛发性的全身无菌性脓疱为主，常伴高热，关节肿痛，全身不适等症状，目前，此病缺少快速、安全、有效的统一治疗标准，宁波市中医院皮肤科对 2008 年至今住院的 31 例泛发型脓疱型银屑病患者用苦参碱注射液静滴合并口服中药犀角地黄汤加减进行治疗，疗效满意，现介绍如下。

临床研究

1. 一般资料

31 例患者均为宁波市中医院皮肤科 2008 年 8 月至 2015 年 1 月的住院患者，男性 19 例，女性 12 例；年龄最小 10 岁，最大 71 岁；病程最短 3 个月，最长 42 年。其脓疱型银屑病多为继发，脓疱出现最短 1 周，最长 3 年；皮损均为周身泛发，其中 18 例因长期系统治疗未愈后复发，7 例因私自以类固醇皮质激素外用，停药后突然急性发病，6 例未曾系统治疗。诊断均符合按照赵辨主编《临床皮肤病学》诊断标准确诊的脓疱型银屑病患者。

2. 治疗方法

住院患者均采用苦参碱注射液：枢柔（规格 5 mL：80 mg 宁波市天衡制药有限公司，国药准字 H20041772），用法 120 mg 静脉滴注每日 1 次,口服犀角地黄汤加减(组成:水牛角 30 g,生地黄 50～120 g,赤芍 15 g,丹皮 15 g),高热患者酌加生石膏 30 g,瘙痒患者加凌霄花 15 g,郁金 30 g,常规水煎服,每日一剂,共 500 mL,250 mL/次,分两次早晚饭后半小时口服。每周为一治疗疗程。治疗 1～2 周后评价疗效,其余行临床对症、支持治疗,伴肝功能损伤者同时进行护肝治疗。

3. 疗效评定

(1) 临床疗效

疗效标准依据国家中医药管理局 1994 年 6 月发布的《中医病证诊断疗效标准》制定。

治愈　皮损及脓疱全部消退 95％以上,肤色近似正常或仅留不明显的小块皮损,但无鳞屑覆盖。

好转　脓疱完全消退,皮损消退在 50％以上,鳞屑薄而少。

无效　皮损脓疱无变化或加重。

(2) 中医症状改善情况

参考《中药新药临床研究指导原则》及孙丽蕴等研究,对中医症状进行评分,见表 5-4-1。

表 5-4-1　银屑病中医证候评分表

中医症候	0	1	2	3
瘙痒	无	轻度瘙痒	瘙痒轻,少量搔抓但不影响睡眠	瘙痒严重,多数搔抓影响睡眠
心烦	无	偶有发生	常有发生,易缓解	常有发生,不易缓解
口干	无	轻度口干	常有发生,易缓解	常有发生,不易缓解
便秘	大便正常或溏	大便干每日1次	大便干,隔日1次	排便困难,3日以上1次
尿黄	小便正常	小便略黄	小便黄	小便深黄

（3）实验室指标

测定患者治疗前及治疗后空腹外周血 TNF‐α 的水平。TNF‐α 试剂盒由上海森雄科技实业公司提供，采用 ELISA 法检测。常规采集静脉血 2～5 mL，离心收集血清，－70℃保存备用。具体操作方法严格按试剂说明书进行。

4. 统计学方法

使用 SPSS13.0 统计软件包进行统计学处理，治疗前后患者血清 TNF‐α 用 t 检验，以 $P < 0.05$ 为差异具有统计学意义。

5. 研究结果

（1）临床疗效

计算临床疗效结果：31 例患者治愈 17 例，好转 14 例，有效率 100%。17 例治愈患者均在 1 周内皮疹得到明显改善，出现少量脱屑，外予益肤透明质酸凝胶、玉泽皮肤屏障修复乳（其主要有效成分为外源性透明质酸及仿生脂质技术的天然甾醇）等保湿制剂后脱屑均于 2 周内消退。14 例好转患者至出院皮肤颜色基本恢复正常，少数久病患者在局部遗留较明显色素沉着。出院时间最短 10 天，最长 44 天，平均 19 天。除 3 例患者失去联系外，其余 28 例随访至今，4 例曾有复发，但无脓疱出现。

（2）中医症状评分比较

完成治疗后患者所有的中医症状均显著改善，其中瘙痒、口干、便秘改善尤为明显，差异有统计学意义（$P < 0.01$），结果见表 5‐4‐2。

表 5‐4‐2　患者治疗前后中医症状评分比较（$\bar{x} \pm s$ 分）

中医症候	瘙痒	心烦	口干	便秘	尿黄
治疗前	1.61±0.89	1.94±1.21	1.77±0.39	1.56±0.84	1.48±1.01
治疗后	0.59±0.33▲	1.30±0.83△	0.55±0.17△	0.45±0.19▲	0.75±0.37△

注：与治疗前相比较△$P < 0.05$；与治疗前相比较▲$P < 0.01$

（3）治疗前后血清 TNF‐α 水平比较

患者治疗前血清 TNF‐α 平均水平为 24.64±5.94 ng/L，治疗后出院前患者血清 TNF‐α 水平为 13.54±2.98 ng/L，两者相比较后，可见 TNF‐α 经治疗后水平明显下降，差异有统计学意义（$P < 0.01$）。

6. 不良反应

31 例患者无一例出现苦参碱注射液有关的输液反应，无皮疹及过敏反应，复查血象、肝肾功能均无异常。6 例患者出现口服犀角地黄汤后大便溏薄，调整生地剂量，酌加茯苓、炒白术、山药等对症治疗后大便好转。

分析讨论

泛发性脓疱型银屑病是银屑病中较为严重的一个类型，病机不明，多为继发于感染、药物如皮质激素等因素影响发展而成。各型银屑病皮损组织中 TNF‐α 广泛表达于表皮全层和真皮浅层。近年来对苦参碱药理及临床研究发现，苦参碱一般为苦参总碱，以苦参碱、氧化苦参碱含量最高、起主要作用，具有抗过敏、抗感染、保肝及免疫调节作用，还可通过抑制巨噬细胞活性及抑制其分泌 TNF‐α 的作用，从而达到抗炎、治疗银屑病的目的。皮肤角朊细胞异常增殖和分化是银屑病的主要病理特征，而苦参碱能抑制角朊细胞增殖，氧化苦参碱（OMT）还可上调角质形成细胞 Fas 抗原表达，继而通过 Fas 介导的死亡信号诱导细胞凋亡而诱导角质形成细胞凋亡，起到治疗银屑病的作用。同时可以降低其他抗肿瘤药物在银屑病治疗中应用的风险。张耀龙用苦参碱治疗银屑病 32 例，结果总有效率达 87.5%。

中医学认为，本病为湿热蕴久，又感毒邪，毒热相搏，入于营血，致气血两燔，毒热炽盛，郁久成脓，发于肌肤而成。《黄帝内经》有"病温者，汗出辄复热，而脉躁急，不为汗衰"之记载，参见本病，当以温病论治。毒热之邪消津灼液，日久伤阴则致阴虚血热。目前认为此型常有沟状舌，舌症状的轻重与皮疹及全身症状相一致，这正符合中医血热阴虚的舌象辨证。向丽萍教授认为，该病在急性起疹时当治以清热凉血、养阴润燥，正如叶天士所谓"入血就恐耗血动血，直须凉血散血"。方中水牛角、生地黄清热凉血，使火平热降，毒解血宁；苦寒之赤芍、丹皮相配以凉血散瘀，以防毒热之邪耗津伤液而致血液黏稠成瘀。

宁波市中医院皮肤科使用苦参碱注射液配合中药犀角地黄汤加减治疗的 31 例泛发性脓疱型银屑病安全有效，起效迅速，无任何不良反应，值得临床上推广，并且经研究发现治疗前后血清 TNF - α 的水平得到了明显的降低，也进一步提示苦参碱注射液可以通过抗炎，调节细胞免疫功能起到治疗银屑病的作用，但对于中药犀角地黄汤是否有类似作用仍是我们下一个值得研究的课题。

本部分改编自：叶静静. 苦参碱注射液治疗泛发性脓疱型银屑病疗效观察及对血清 TNF - α 的影响[J]. 浙江中西医结合杂志，2015，25(09)：858 - 860.

大剂量生地凉血汤治疗脓疱型血热证银屑病

脓疱型银屑病是一种少见而严重的皮肤病,病死率高。大多数患者发病急骤,数周甚至数日内皮疹以泛发性的全身无菌性脓疱为主,常伴高热,关节肿痛,全身不适等症状,但其确切的发病机制尚不明确。其病理上的主要表现为炎症细胞的浸润及真皮微血管的增生,在这过程中肿瘤坏死因子(TNF-α)等发挥着重要作用。这种进展期脓疱型银屑病辨证多属于银屑病血热证,中医以清热凉血为治则,其经方犀角地黄汤广被诸多中医名家所采用,我科在临床中采用大剂量生地凉血汤(即犀角地黄汤中加入大剂量生地加减)对其皮损的改善起效尤为迅速,并观察比较血清炎症因子 TNF-α 的前后变化,以探求传统中药治疗脓疱型血热证银屑病的现代机理。

临床研究

1. 资料及标准

一般资料 60 例均为宁波市中医院皮肤科就诊确诊的门诊脓疱型银屑病患者,中医辨证属于血热证。随机分成 2 组,治疗组 30 例,其中男 16 例,女性 14 例;年龄 22～71 岁,平均(43.1±16.5)岁;病程 1 周～30 年,平均(10.7±4.1)年。其中初发 9 例,复发 21 例,本次病程 5～10 d,伴发热者 5 例。对照组 30 例,其中男 18 例,女 12 例,年龄 24～75 岁,平均(45.7±15.2)岁;病程 1

周～30年,平均(11.7±4.9)年。其中初发12例,复发18例,本次病程3～11d,伴发热者4例。22例健康对照组为宁波市中医院体检及宁波市中医院皮肤科医护人员,无明显系统疾病及其他皮肤病,年龄20～65岁,平均(40.5±13.5)岁。3组年龄及性别差异均无统计学意义。

纳入标准 ①西医诊断标准:按照赵辨主编《临床皮肤病学》诊断标准确诊的脓疱型银屑病患者。②中医诊断标准:参照国家中医药管理局1994年颁布的《中医病证诊断疗效标准》中白疕的中医辨证标准。辨证为血热证。伴有心烦、口干舌燥、溲黄便秘,舌红苔黄、脉弦数等。

剔除标准 ①孕妇及哺乳期妇女;②有严重心、肝、肾等内科疾病的患者;③不信任依从性差的患者。

2. 治疗方法

(1) 治疗组

给予大剂量生地凉血汤即加大剂量生地的犀角地黄汤(组成:生地80～120g,水牛角30g,赤芍15g,丹皮15g),皮肤瘙痒明显者酌加凌霄花15g,郁金30g,土茯苓30g,常规水煎服,1剂/d,共500mL,分2次早晚饭后半小时口服。

(2) 对照组

口服常规剂量的犀角地黄汤(组成中生地20～30g),加减及服用方法同治疗组。

两组患者均外用普通激素乳膏及保湿剂,所有病例疗程均4周。

3. 疗效评定

(1) PASI评分

根据PASI评分法,对60例患者治疗前后进行评分。由皮损面积评分和皮损严重程度评分组成。PASI评分分数越高表示病情越重。每周记录1次。以PASI评分下降率为标准进行判定。

痊愈　PASI 评分降低≥90%,皮损全部消退,留色素沉着或色素减退斑。

显效　60%≤PASI 评分降低<90%,皮损大部分消退。

好转　20%≤PASI 评分降低<60%,皮损部分消退。

无效　PASI 评分下降<20%,皮损消退不明显,或者症状反而加重。

有效率=(痊愈+显效)例数/总例数×100%。

(2)中医症状改善判定

根据《中药新药临床研究指导原则》及孙丽蕴等研究,对中医症状进行评分,见表5-5-1。

表5-5-1　银屑病中医证候评分表

中医症候	0	1	2	3
瘙痒	无	轻度瘙痒	瘙痒轻,少量搔抓但不影响睡眠	瘙痒严重,多数搔抓影响睡眠
心烦	无	偶有发生	常有发生,易缓解	常有发生,不易缓解
口干	无	轻度口干	常有发生,易缓解	常有发生,不易缓解
便秘	大便正常或溏	大便干每日1次	大便干,隔日1次	排便困难,3日以上1次
尿黄	小便正常	小便略黄	小便黄	小便深黄

同时观察记录患者脓疱消退时间及体温恢复正常时间。

4. 实验室指标

测定治疗组与对照组治疗前、治疗结束后空腹外周血 TNF-α 的水平,及健康对照组血清 TNF-α 的水平。操作方法按试剂说明书进行。

5. 统计学方法

使用 SPSS13.0 统计软件包进行统计学处理，计量资料采用 $(x \pm s)$ 表示，治疗组和对照组及健康对照组血清 TNF-α 之间均用 t 检验，治疗组 TNF-α 指标与治疗前后患者 PASI 评分作直线相关性分析。以 $P < 0.05$ 为差异具有统计学意义。

6. 研究结果

（1）临床疗效

计算治疗组治疗前后 PASI 积分，治疗前 PASI 评分：13.35 ± 6.12，治疗后 PASI 评分 5.14 ± 2.83；对照组治疗前 PASI 评分：14.31 ± 6.45，治疗后 PASI 评分 8.87 ± 3.21；2 组治疗前后 PASI 评分比较，差异均有统计学意义（$P < 0.01$）；根据 PASI 评分下降率计算临床疗效：治疗组痊愈 11 例，显效 15 例，好转 3 例，无效 1 例，有效率 86.67%；对照组痊愈 5 例，显效 11 例，好转 9 例，无效 5 例，有效率 53.33%。

（2）中医症状评分比较

使用大剂量生地凉血汤治疗 4 周后，所有的中医症状改善显著，特别是瘙痒、口干、便秘的改善尤为明显，其差异均有统计学意义（$P < 0.01$）。结果见表 5-5-2。治疗组患者脓疱消退时间 7～21 d，对照组脓疱消退时间 10～25 d，治疗组比对照组脓疱消退更快。

表 5-5-2　30 例血热证银屑病治疗前后中医症状评分比较（$\bar{x} \pm s$ 分）

中医症候	瘙痒	心烦	口干	便秘	尿黄
治疗前	1.58±0.79	1.95±1.12	1.74±0.48	1.66±0.82	1.49±1.03
治疗后	0.61±0.35▲	1.32±0.84△	0.53±0.17▲	0.31±0.14▲	0.70±0.33△

注：与治疗前相比较△$P < 0.05$；与治疗前相比较▲$P < 0.01$。

（3）治疗前后血清 TNF-α 水平比较

对照组及治疗组患者治疗前及治疗 4 周后血清 TNF-α 水平比较见表 5-5-3，可知脓疱型血热证银屑病患者血清中 TNF-α 水平较健康对照组显著升高，经治疗后期水平下降明显，差异有统计学意义。

表 5-5-3　2 组血清 TNF-α 水平的比较($\bar{x}\pm s$,ng/L)

组别	n	时间	TNF-α
健康对照组	22	-	11.28 ± 2.65
治疗组	30	治疗前	$24.64\pm5.94^{\triangle}$
	30	治疗 4 周	$13.54\pm2.98^{\blacktriangle}$
对照组	30	治疗前	$23.95\pm5.75^{\triangle}$
	30	治疗 4 周	18.77 ± 3.46

注：治疗前与健康对照组比较，$^{\triangle}P<0.01$，治疗后与对照组比较$^{\blacktriangle}P<0.05$。

（4）Spearman 相关性分析

经直线相关性分析：治疗组 TNF-α 与 PASI 两者呈正相关($r=0.39,P<0.05$)

7. 不良反应

30 例中 5 例出现大便溏薄，3～4 次/d，未有腹痛现象，均坚持服完药物。治疗过程中血常规、肝肾功能未见异常。

分析讨论

脓疱型银屑病多属银屑病的一种进展期的表现，中医学认为，本病为湿热蕴久，又感毒邪，毒热相搏，入于营血，致气血两燔，毒热炽盛，郁久成脓，发于肌肤而成。艾儒棣教授选择犀角地黄汤加减土茯苓、桑白皮等治疗血热型银屑病疗效显著。诸多文献也和我们分享了应用犀角地黄汤治疗银屑病的案例及经验。但我们在临床中发现，加大生地剂量（60～120 g）对进行期皮损，尤其是红斑、脓疱的改善尤为明显迅速，除部分患者大便溏软，并且无任何不良反应，许多医家临床发现重用生地治疗热痹效果满意，且安全性高，现代医学研究显示，生地内含有维生素 A 类物质，多种糖类及多种氨基酸，可以促进组织修复，药理研究表明生地有止血和促进造血细胞功能的作用，能减低毛细血管的通透性，抑制血管内皮炎症，这些似乎与改善银屑病病理中大量毛细血管的炎性增生有关。并且其无明确的中毒剂量。药理研究还发现生地能明显提高细胞免疫功能，对各种炎性因子的产生有明显的增强作用。有人用大鼠实验研究也发现大剂量生地预处理可明显降低血清中 TNF-α 的水平。而 TNF-α 目前正是被认可的与银屑病发生及预后有密切关系的细胞因子。

研究发现，TNF-α 可以促进炎症细胞聚集、扩张微血管壁使之通透性增强，这可能促成了银屑病炎症的发生。这个作用机制非常吻合银屑病的病理主要表现：角质形成细胞过度增殖，真皮毛细血管增生及炎症细胞的浸润。实验研究也证实了 TNF-α 可以刺激细胞产生相关细胞因子，促进银屑病表皮增殖和微血管形成，产生银屑病病理特征。研究表明 TNF-α 与银屑病严重程度呈正相关，与疾病预后有一定关系。

本研究结果表明，进展期脓疱型银屑病患者血清中 TNF-α 水平明显升高，而使用大剂量生地凉血汤对所有的中医症状改善迅速明显，治疗后 PASI 评分明显降低，检测的 TNF-α 水平明显降低，且与 PASI 评分呈正相关，与其他文献报道一致，说明 TNF-α 可以反映病情变化，并可作为评价病情活动的指标。但是本研究中对 TNF-α 变化缺乏动态观察，并且单独大剂量的生地是否会明显影响 TNF-α 的水平还需要进一步实验研究。

本部分改编自：叶静静，陈宁刚. 大剂量生地凉血汤对脓疱型血热证银屑病疗效观察及对血清肿瘤坏死因子-α 的影响[J]. 中国中西医结合皮肤性病学杂志，2015，14（05）：295-297.

308 nm 准分子激光联合梅花针治疗斑块状银屑病

斑块状银屑病属于银屑病中较为顽固的类型,临床常规治疗疗效欠佳。宁波市中医院皮肤科应用 308 nm 准分子激光和梅花针联合治疗斑块状银屑病,取得满意疗效,现报道如下。

临床研究

1. 资料及标准

一般资料 85 例均为 2016 年 1 月至 2017 年 1 月在宁波市中医院门诊及住院的寻常型银屑病患者,且为斑块状银屑病患者,受累面积均小于 20% 体表面积,银屑病皮损面积和严重程度指数(PASI)评分在 6.6~14.8 之间。按就诊顺序分别编号,随机分为联合治疗组和准分子激光组,其中联合治疗组 42 例,男 23 例,女 19 例,年龄 18~58 岁,平均(40.1±11.1)岁,病程 7 个月~31 年,平均 4.9 年;准分子激光组 43 例,男 25 例,女 18 例,年龄 17~61 岁,平均(39.6±11.7)岁,病程 8 个月~30 年,平均 4.8 年。各组间年龄、性别、病程及严重程度差异均无统计学意义($P \geqslant 0.05$)。

排除标准 ①皮损有感染、渗出糜烂者;②3 个月内曾口服糖皮质激素、免疫抑制剂、维 A 酸等药物;③2 个月内曾行 308 nm 准分子激光、NB - UVB 或 PUVA 等治疗;④有严重心、肝、肾、血液、消化、内分泌系统疾病;⑤合并神经精神疾病;⑥对紫外线敏感或合并有光敏性疾病;⑦妊娠及哺乳期妇女。

退出标准 未按规定完成疗程,观察资料不全的患者。

2. 治疗方法

准分子激光组 单纯采用 308 nm 准分子激光治疗仪(DERMA XECL‐308C)治疗。治疗前在患者前臂屈侧正常皮肤测得 MED,根据皮损面积选用合适大小探头,每周照射 2 次。初始剂量通常为 3 倍 MED。治疗后若红斑持续<24 h,则下次治疗剂量提高 20%;若红斑持续 24~72 h,则下次维持原剂量照射;若红斑持续>72 h,则下次治疗剂量降低 20%;若出现明显痛性红斑或水疱则暂停照射 1~2 次,严重者给予对症治疗,待恢复后再进行照射,且照射剂量减少 50%。治疗过程中患者戴防护镜。

联合治疗组 皮损处先予 308 nm 准分子激光照射治疗,具体操作方法同准分子激光组。待准分子激光治疗结束后,在照射部位局部消毒,用梅花针叩打,使叩打部位出现出血点,然后擦净局部,用一次性敷料包扎。若准分子激光治疗因故暂停则梅花针治疗也同时暂停。嘱患者治疗期间应避免强光照射,注意患处皮肤清洁。2 组疗程均为 8 周,每 2 周记录皮损(红斑、鳞屑、浸润、面积)变化,并根据治疗前后 PASI 进行临床疗效评价,记录治疗中出现的不良反应。

3. 疗效评价

所有病例均在治疗前后由同一名研究者进行 PASI 评分,以患者治疗前后皮损、瘙痒改善情况及 PASI 评分下降情况作为疗效评价标准。

痊愈 皮损全部消退,遗留色素沉着或色素减退斑,瘙痒基本消失,PASI 评分下降≥90%。

显效 皮损大部分消退,瘙痒明显改善,PASI 评分下降 75%~89%。

好转 皮损部分消退,瘙痒有所改善,PASI 评分下降 30%~74%。

无效 皮损及瘙痒未见改善,PASI评分下降<30%。

有效率=痊愈率+显效率。

4. 统计学方法

统计软件采用 SPSS 17.0。PASI 评分以($\bar{x}\pm s$)表示,各组间比较采用方差分析;各组治疗有效率比较采用 x^2 检验,$P<0.05$为差异有统计学意义。

5. 研究结果

联合治疗组有 2 例失访;准分子激光组有 1 例失访,1 例皮损明显加重而加用其他药物者退出研究;上述患者均未计入统计。2组患者疗后 2、4、6、8 周 PASI 逐渐下降,见表 1。PASI 评分在疗后2、4、6、8 周联合治疗组和准分子激光组之间差异均有统计学意义(均 $P<0.05$),见表 5-6-1。联合治疗组与准分子激光组有效率比较,差异均有统计学意义($x^2=4.322$,均 $P=0.038<0.05$),见表 5-6-2。

表 5-6-1 2 组患者治疗后 2、4、6、8 周 PASI 评分比较($\bar{x}\pm s$)

组别	n	PASI 评分			
		2 周	4 周	6 周	8 周
联合治疗组	40	10.12±4.10	7.98±4.08	4.66±3.57	3.01±2.54
准分子激光组	41	10.33±4.21	8.95±4.11	7.32±3.69	6.13±2.63
F		5.784	9.352	64.154	78.846
P		0.040	0.016	0.000	0.000

表 5-6-2 2 组患者治疗 8 周后疗效比较(例)

组别	n	痊愈	显效	好转	无效	有效率(%)
联合治疗组	40	15	20	4	1	87.5
准分子激光组	41	10	18	11	2	68.3

6. 不良反应

联合治疗组出现红斑 17 例(42.5％)，水疱 1 例(2.5％)，瘙痒 3 例(7.5％)，疼痛 3 例(7.5％)，色素沉着 21 例(52.5％)；准分子激光组出现红斑 26 例(63.41％)，水疱 7 例(17.07％)，瘙痒 13 例(31.71％)，疼痛 5 例(12.20％)，色素沉着 33 例(80.49％)。上述 2 组患者出现的瘙痒、疼痛均为轻度，2～3 d 内可自行缓解；出现水疱者，暂停治疗并作湿敷后水疱消退，随后减少剂量或维持原剂量继续治疗。

分析讨论

308 nm 准分子激光治疗斑块状银屑病的临床运用较多，疗效确切，且效果好于 NB - UVB 治疗。308 nm 准分子激光一方面直接诱导 T 淋巴细胞凋亡，另一方面可能通过作用于角质形成细胞而间接诱导 T 淋巴细胞凋亡，并下调 IL - 17、$CD4^+$ T 细胞水平的表达从而减轻炎症细胞的浸润程度明改善银屑病的病情。但单独应用 308 nm 准分子激光治疗银屑病，局部皮肤刺激明显，容易出现红斑、水疱、瘙痒甚至疼痛，产生照射部位的色素沉着，影响美观。长期照射 308 nm 准分子激光，使局部 T 细胞凋亡，NK 细胞活性下降，导致机体免疫监视功能下降，引起鳞状细胞癌、黑素瘤等皮肤肿瘤。308 nm 准分子激光联合梅花针治疗斑块状银屑病，可以增加疗效，明显减轻临床不良反应，缩短疗程。

梅花针通过局部刺透皮肤，直达病所，给邪以出路，去除宛陈、祛瘀生新，既能减轻银屑病皮损的炎症反应，又可缓解 308 nm 准分子激光照射后的皮肤刺激症状，减少照射后的色素沉着。此外，梅花针局部刺激皮肤还能激发经络功能，调整脏腑气血，达到一定的整体治疗效果。也有研究表明，梅花针放血可降低血液黏稠度，刺激局部神经末梢，改善微循环，减轻炎症反应，促使炎症消退从而达到治疗目的。

本次研究发现,308 nm 准分子激光联合梅花针或单独应用 308 nm 准分子激光两者治疗斑块状银屑病均取得一定疗效,但联合治疗的疗效更好,起效更快,从而缩短疗程。联合治疗组不良反应明显低于单独治疗组。

本部分改编自:胡致恺,叶姝,陈宁刚. 308 nm 准分子激光联合梅花针治疗斑块状银屑病疗效观察[J].中国中西医结合皮肤性病学杂志,2018,17(02):141-142.

生物制剂结合非中医药物治疗银屑病

银屑病是免疫介导的慢性、复发性、炎症性皮肤病,中医称"白疕",中医学文献中又称之为"干癣""松皮癣""白壳疮""蛇虱"等。目前,生物制剂在银屑病治疗中的应用越来越广泛,无论在治疗一般的中重度银屑病,还是在解决重症、难治以及特殊类型银屑病方面发挥了积极的作用。虽然生物制剂对大部分银屑病患者疗效显著,但仍有少数患者通过单一生物制剂治疗方案或在某一阶段无法获得满意的治疗效果,需要联合其他治疗方法。除了常规的外用药物及物理治疗外,我们发现非中医药物治疗对于在使用生物制剂的基础上仍存在的顽固皮损具有较好的疗效,提高患者的生活质量。

从古至今,关于非中医药物治疗,文献记载内容丰富。早在《黄帝内经》中有 2 个方剂是有关药熨的,也就是最早的中医外治法。至清代吴师机的《理瀹骈文》提出了完整地外治理论,中医外治方药经过几千年的漫长岁月,至清代基本发展成熟。非中医药物治疗在银屑病的传统治疗上也发挥了重要作用,比如中药熏蒸疗法、中医药浴疗法、中药渍渍疗法等。但自从生物制剂上市并应用于银屑病的临床治疗后,银屑病患者的病情严重程度发生的改变,有一小部分患者皮疹完全消退,达到了临床治愈,但仍有部分患者局部存在顽固的皮损,影响美观,产生瘙痒,对生活质量也有一定影响。

随着患者对银屑病治疗要求的不断提高,PASI90、PASI95 也无法满足部分患者的临床需求,他们要求皮损的完全消退。但医学毕竟有其局限性,生物制剂的研发应用已经使银屑病的临床疗效从原来的 PASI75 左右提高到了目前的 PASI90 以上,想要再锦上添花,进一步提高疗效还是具有很大的挑战性。西医对于生物制剂效果不理想的患者,往往采用联合外用药物、联合紫外线光疗,甚至联合传统系统药物氨甲蝶呤等治疗。选择治疗方案有限,部分效果也不尽如人意。而非中医药物治疗在银屑病在生物制剂治疗时代的新背景下,可以发挥更重要的作用。

目前,宁波市中医院皮肤科经常采用以下非中医药物治疗那些已经使用生物制剂治疗,但局部又存在顽固皮损,并且有明显意愿要尽可能完全清除皮损要求的银屑病患者。

中药药物封包疗法

采用宁波市中医院自制的三黄消肿软膏或者市售的青鹏软膏进行中医药物封包治疗。具体操作如下:取适量中药膏剂均匀涂擦患处后,外用保鲜膜进行封包,松紧适度,并在保鲜膜上扎透气孔排气,每晚一次,封包一夜,一般为 6～8 小时。5～7 次为一个疗程。中药药物封包疗法操作简单,患者可在家自行完成,对于一般的顽固皮损疗效明显,患者依从性较高。

火针疗法

对顽固皮损进行火针治疗,但需排除严重血液系统疾病及精神系统疾病患者。具体操作如下:施术前准备打火机、酒精灯、碘伏、棉签及毫火针。在温度适宜的环境下,嘱患者充分暴露皮损部位,对施术部位进行碘伏消毒 2 遍,点燃酒精灯,术者用酒精消毒右手手指,用左手持点燃的酒精灯,尽可能地移近皮损处,右手持火针,将火针于酒精灯外焰烧至红透,然后迅速将火针刺入施术部位,垂直进针,迅速出针。进针深度一般可刺入 3～5 mm。出针后用消毒干棉球迅速轻按针孔片刻,以防出血或针孔疼痛。仔细观察针孔，如出现小丘疹、微红、或局部出现灼热、胀痛或瘙痒等症状，均属于正常现象，无须特殊处理。嘱患者对针眼处防水、防汗、防搔抓，局部外涂夫西地酸乳膏每日 2 次，连用 3 日。若局部皮损肥厚顽固者也可加用强效激素如卤米松乳膏涂擦每日 2 次，4 周为 1 个疗程。火针疗法可有效改善银屑病皮损肥厚鳞屑，减小皮损面积，并降低瘙痒程度，尤其适用于那些鳞屑肥厚明显，色暗红，经久不退，顽固难愈的皮损。

火罐疗法

具体操作如下：准备打火机、棉团、95％乙醇、自制中药油、玻璃罐。于术前检查玻璃罐口是否平整，若有破损，则应更换玻璃罐，以免划伤皮肤。在温度适宜的环境下，嘱患者取侧卧或俯卧位，充分暴露患处，将适量自制中药油均匀涂于患处，然后选用口径适宜的玻璃火罐，用闪火法，将罐吸附在患处后迅速拔下，即闪罐；如此重复 5～10 次后术者右手握住罐体，向上、下或左右均匀循经络往返运动 5～10 次，后用闪火法将罐体吸附在皮损部位，即走罐；以皮肤出现紫红色或紫黑色瘀点为度。治疗总时间约为10 min，结束后可将罐体吸附在体表保持 10 min 左右，即留罐。起罐后擦净患处。每周 1 次，4 次为 1 个疗程。火罐疗法宜于皮损位于腰部及大腿肌肉丰满部位者，皮损面积稍大，数量较多，术者操作要求较高，灵活多变，可根据不同皮损行不同罐法以达到更好的治疗效果。

刺络拔罐疗法

术前准备：准备碘伏、无菌采血针、无菌棉签、打火机、棉团、95％乙醇、玻璃罐。

操作步骤：顽固皮损处用碘伏常规消毒，用采血针点刺出血，再将火罐拔于点刺的部位，使之出血，并留罐 10 min 左右，具体操作同留罐,不再赘述。起罐后擦净患处。每周1次,4次为1个疗程。

刺络拔罐疗法结合了放血疗法和火罐疗法,能有效改善银屑病皮损肥厚鳞屑,并降低瘙痒程度,尤其对皮损色鲜红,浸润感明显的皮损效果更佳。

以上是宁波市中医院皮肤科对于银屑病患者顽固难消皮损常用的非中医药物治疗,各有其特点,临床上可以灵活运用。对于同一个患者,我们根据其不同部位和不同特征的皮损,可以选择不同的治疗,几种不同的治疗也可以联合运用。最终达到皮损和瘙痒的减轻甚至完全消退,满足患者的临床需求,提高患者的生活质量。

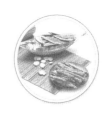

第六章 其他篇

刺络拔罐联合卤米松包敷治疗局限性神经性皮炎

神经性皮炎又名慢性单纯性苔藓,是一种常见的慢性皮肤神经功能障碍性皮肤,以皮肤苔藓化样变及剧烈瘙痒为特征,分为泛发型和局限型。本病病情顽固,反复难愈,需要长期用药。笔者采用刺络拔罐联合卤米松包敷治疗局限性神经性皮炎,取得满意疗效,现总结报道如下。

临床研究

1. 资料及标准

一般资料 所有病例均来自 2014 年 10 月至 2015 年 4 月期间就诊于宁波市中医院皮肤科门诊的患者,符合局限性神经性皮炎的诊断标准,按随机数字表法将 72 例患者分为两组。治疗组 36 例,男 20 例,女 16 例;年龄 20~63 岁,平均 42.13±2.129 岁;病程 2 月~30 年,平均 7.857±2.395 2 年;疗前 PASI 评分 13.53±0.228 分。对照组 36 例,男 19 例,女 17 例;年龄 23~62 岁,平均年龄 41.00±2.305 岁;病程 1 月~28 年,平均病程 8.959±2.394 5 年;疗前 PASI 评分 12.83±0.284 分。两组性别、年龄、病程及疗前 PASI 评分经统计学处理,差异无统计学意义($P>0.05$),具有可比性。

纳入标准 ①符合《临床皮肤病学》中的局限性神经性皮炎的诊断标准;②年龄在 18~65 岁;③观察前 2 周内未使用任何治疗

神经性皮炎的药物或其他治疗方法；④未服过避孕药及其他影响内分泌及免疫的药物；⑤签署知情同意书。

排除标准 ①皮损位于面部或阴部；②合并细菌或真菌感染者；③对卤米松乳膏中的相关成分过敏者；④合并糖尿病或严重心、肝、肾病患者和精神病患者；⑤妊娠、哺乳期妇女或机体免疫功能低下者；⑥易晕针或晕血者。

2. 治疗方法

（1）治疗组

刺络拔罐联合卤米包敷治疗。因点刺时有轻度疼痛，施治前先向患者解释治疗过程，以消除疑虑，缓解精神紧张。

针具选择：在安全性、操作便捷和患者舒适度的综合考量下，使用一次性皮试针头进行点刺放血操作。

操作过程：嘱患者取卧位或坐位，以充分暴露皮损、便于操作和自觉舒适为目的，皮损部位 75％酒精棉球常规消毒后，左手作为押手舒张局部皮肤，以减小进针阻力，减轻进针疼痛感，右手持针，针尖对准皮损部位，快速浅刺，以刺破血络、轻度出血为度，1针/0.3 cm²；点刺结束后局部拔火罐，10～15 分钟后取下，用消毒棉球擦去拔出的血液；结束后用 0.05％卤米松乳膏涂于患处，约 5 分硬币的厚度，再用无菌纱布或敷料将其包敷好，24 小时后取下纱布或敷料。其他时间不再外用卤米松乳膏。刺络拔罐后 2 天内，皮损局部避免碰水，以预防感染。隔 7 天治疗 1 次，2 次为1 疗程。

（2）对照组

用 0.05％卤米松乳膏（澳能，香港澳美制药有限公司）薄涂。皮损局部温水洗净后，将药膏薄涂于患处，每日 2 次。

两组疗程均为 2 周，在治疗期间嘱咐患者少用碱性强的物质清洗患处或开水烫洗，忌烟酒及辛辣刺激食物，避免穿化纤衣物。同时引导患者保持心情放松，心理健康。

3. 疗效评定

每周随访分别填写观察表格,临床疗效观察指标包括皮损情况(皮损面积、红斑、丘疹、浸润肥厚、苔藓化、脱屑)和自觉症状(瘙痒),均采用计分法评价,重度 3 分,中度 2 分,轻度 1 分,无为 0 分。分别于治疗前后进行分级量化评分。参考国家中医药管理局颁布的《中医病证诊断疗效标准》。以总积分计算出疗效率,分 4 级判定。

计算公式(尼莫地平法):[(治疗前积分－治疗后积分)÷治疗前积分]×100%。

基本痊愈 皮损全部消退,积分减少≥95%。

显效 皮损大部分消退,60%≤积分减少<95%。

好转 皮损部分消退,20%≤积分减少<60%。

无效 皮损消退不明显,积分减少不足 20%。

愈显率＝痊愈率＋显效率,总有效率＝愈显率＋好转率。

4. 统计学方法

应用 SPSS18.0 软件进行统计分析,根据情况采用 t 检验,方差分析,非参数检验及 χ^2 检验,$P<0.05$ 表示差异有统计学意义。

5. 研究结果

见表 6-1-1。

表 6-1-1 两组疗效比较

组别	痊愈	显效	好转	无效	愈显率	总有效率
治疗组	5	28	3	0	91.7%[*]	100.0%[*]
对照组	1	14	15	6	38.9%	83.3%

注:[*] 与对照组比较,$P<0.05$。

6. 不良反应

治疗组点刺时疼痛感明显，但告知患者后，均可耐受；治疗中均未出现感染；结束后观察均未出现明显的皮肤萎缩、毛细血管扩张等不良反应。

分析讨论

神经性皮炎的病因尚不明确，患者过度疲劳、精神紧张以及搔抓、摩擦、多汗，饮食辛辣、饮酒或机械性刺激等，均可促发本病或使病情加重。目前的研究表明，本病与神经精神因素有非常紧密的关系，也与睡眠质量、性功能障碍等相关。目前，国内外对神经性皮炎的治疗包括一般治疗、全身治疗（可用镇静剂或抗组胺药物）、局部治疗（外用糖皮质激素）、物理和放射疗法等，但其临床治疗仍较为困难，容易反复，且疗程长，疗效欠佳，需长期用药。目前，糖皮质激素软膏是治疗神经性皮炎最有效的药物。而其中卤米松乳膏在止痒、抵抗增生以及抵抗感染等方面的持久性与强效性更为显著，是神经性皮炎的常用药。但长期应用导致的不良反应致使患者依从性差。因此，探索一种既能有效治疗神经性皮炎，又能避免长期外用糖皮质激素产生不良反应，降低其复发率的方法非常必要。

神经性皮炎，中医学称为"牛皮癣""摄领疮""顽癣"，好发于颈项、眼睑、四肢伸侧、外阴、骶尾等部位。神经性皮炎的病因病机，外为风湿热邪，内为情志内伤导致风湿热蕴肤，血虚风燥、肝郁化火而成。病位虽在皮肤，但其发生、发展、变化的过程与气血、脏腑、经络的关系极其密切。《外科启玄》曰："凡疮疡皆由五脏不和，六腑壅滞，则令经络不通而所生焉。"至于皮肤病的治疗，周学海《读医随笔》曰："叶天士谓久病必治络，其说谓病久气血推动不利，血络之中必有瘀凝，故致病气缠绵不去，必疏其络而病气可尽也。"指出了活血通络为其大法。刺络放血疗法具有祛除病邪、疏通经络、活血化瘀等作用;同时,火罐治疗通过机械刺激、负压和温热作用,加速局部血液循环,促进新陈代谢,可以温经通络、祛湿逐寒、行气活血及消肿止痛。两者结合,可以调气血、和阴阳、通经络,而调节机体免疫力及内分泌功能,促进炎症消散吸收。局部放血后,针孔临时增加皮肤孔径,局部皮肤温度有所升高,利用拔罐时负压使局部组织中的炎性介质排放体外,同时,激素等抗炎症药物进入皮内,可使药物最大限度地被利用,可减少激素的使用时间,使激素药的不良反应也降到最小,包敷后患处不易被搔抓,从而切断了"瘙痒—搔抓—再瘙痒"的恶性循环。

本临床观察表明,刺络拔罐联合卤米松包敷治疗局限性神经性皮炎,能更加有效改善患者的皮损情况和不适症状,能更好地提高患者的生活质量,治疗中无明显不良事件发生且远期疗效较好,说明传统医学在某些顽固性疾病治疗中具有重要意义,值得进一步研究和推广。

本部分改编自:陈宁刚,张恋,叶静静.刺络拔罐联合卤米松包敷治疗局限性神经性皮炎 36 例疗效观察[J].浙江中医杂志,2015,51(7):527-529.

桃红四物汤辅助治疗泛发性神经性皮炎

泛发性神经性皮炎(GND)是以全身泛发苔藓样变及剧烈瘙痒为特征的一种顽固的慢性炎症性疾病,病多从瘀论治,近年来研究发现,在其发生过程中存在着血清鳞状细胞癌抗原(SCCA)的显著升高。为了探讨其相关作用机制,笔者于 2016 年 1 月至 2016 年 12 月观察桃红四物汤对 68 例 GND 患者的治疗效果及对血清 SCCA 的影响,现将研究结果报道如下。

临床研究

1. 资料及标准

一般资料 68 例 GND 患者均为宁波市中医院皮肤科门诊患者。全部病例均符合泛发性神经性皮炎诊断标准,将入选患者依据就诊先后顺序用随机数字表法随机分成两组,每组 34 例。治疗组:男 18 例,女 16 例;年龄 21~57 岁,平均(45.32±9.82)岁;病程 1~15 年,平均(5.75±0.48)年。对照组:男 17 例,女 17 例;年龄 18~60 岁,平均(46.94±7.33)岁;病程 1.5~13 年,平均(5.68±0.27)年。两组患者年龄、性别及病程及治疗前血清 SCCA 等方面指标经比较无显著性差异($P > 0.05$),具有可比性。

西医诊断 标准按照赵辨主编《临床皮肤病学》诊断标准确诊的 GND 患者。

中医辨证标准 参照国家中医药管理局 1994 年颁布的《中医病证诊断疗效标准》中泛发性神经性皮炎的中医辨证标准。辨证为血虚血瘀证。伴有面黄乏力，舌紫暗苔薄白，脉细涩等。

纳入标准 ①符合诊断标准和中医辨证标准；②所有治疗措施和处理均告知患者及家属并签署知情同意书（附伦理审查批件）。

排除标准 ①妊娠或准备妊娠及哺乳期妇女；②合并严重心脑血管、肝、肾和造血系统等原发性疾病、精神疾病患者；③对药物成分过敏者；④治疗前 3 个月使用过长效糖皮质激素注射剂，近 2 周内口服过糖皮质激素，近 1 周内使用过抗组胺类药物或外用糖皮质激素制剂者；⑤未按时复诊、自动终止治疗的病例。

2. 治疗方法

两组均予西医常规综合治疗：口服西替利嗪片（瑞士 UCB FarchimSA 公司，生产批号：H20100739）10 mg，每晚 1 次；皮损处外用糠酸莫米松（上海通用药业股份有限公司，生产批号：H20040853）1 次/d。治疗组在对照组基础上加用桃红四物汤（药物组成：桃仁 10 g，红花 10 g，熟地 15 g，白芍 15 g，当归 15 g，川芎 10 g），1 剂/d，常规水煎分两次服用，瘙痒严重加鸡血藤 15 g，乌蛇 10 g。两组均 4 周为 1 个疗程，治疗共 2 疗程。

3. 疗效指标

对于各疗程结束后靶皮损的面积及皮损严重程度红斑、浸润、丘疹、糜烂、苔藓化及皮损瘙痒程度进行观察记录。

4. 检测指标

治疗前及治疗后 4 周、8 周分别检测患者血清鳞状细胞癌抗原（SCCA）水平。所有试剂盒购自深圳新产业生物医学工程股份有限公司,批号 06316120801。

5. 疗效评定

（1）疗效指标采用 EASI 评分。

瘙痒 无症状（0 分）；轻度瘙痒（1 分）；中度瘙痒,工作、睡眠无明显影响（2 分）；重度瘙痒,工作、睡眠有明显影响（3 分）；剧烈瘙痒,严重影响生活（4 分）。

靶皮损总积分 EASI 评分＋瘙痒指数评分。

（2）疗效指数

疗效指数（TI）＝（治疗前靶皮损总积分－治疗后靶皮损总积分）/治疗前靶皮损总积分×100%。根据疗效指数大小分为痊愈、显效、好转、无效 4 级。

痊愈 TI≥90%。

显效 90%＞TI≥60%。

好转 60%＞TI≥30%。

无效 TI＜30%。

6. 统计学方法

使用 SPSS13.0 统计软件进行统计学分析,计量资料 $\bar{x} \pm s$ 描述,采用 t 检验；总有效率＝（显效例数＋有效例数）/总例数×100%,采用 x^2 检验。$P < 0.05$ 为差异有统计学意义。

7. 研究结果

（1）两组皮损症状总有效率比较

见表 6 - 2 - 1。治疗 1 疗程结束后,治疗组总有效率（91.18%）高于对照组（70.59%）,治疗 2 疗程结束后,治疗组总有效率（100%）高于对照组（82.35%）。经 x^2 检验,同期两组总有效率比较有显著性差异（$P < 0.05$）

表 6-2-1 两组皮损症状总有效率比较表（例）

组别	例数	时间	显效	有效	无效	总有效率（%）
治疗组	34	4 周	18	13	3	91.18*
		8 周	26	8	0	100*
对照组	34	4 周	10	14	10	70.59
		8 周	13	15	6	82.35

注：* 两组同期总有效率比较，$P < 0.05$

（2）两组治疗前后血清 SCCA 指标比较

见表 6-2-2。两组经治疗后血清 SCCA 的水平均下降，与同组治疗前比较有显著性差异（$p < 0.05$）。且治疗组优于对照组。

表 6-2-2 两组治疗前后血清 SCCA 值（ng/ml）（$\bar{x} \pm s$）

组别	例数	治疗前	治疗 4 周后	治疗 8 周后
治疗组	34	7.75±2.14	5.30±3.22▲	1.68±0.71▲
对照组	34	8.03±3.45	7.00±4.90△	3.55±2.87△

注：与同组治疗前比较▲$p < 0.05$；与对照组同期比较△$p < 0.05$

8. 不良反应

治疗结束后，对两组患者治疗中主要不良反应进行统计，主要表现为头晕、嗜睡，部分女性患者月经周期提前，经量增多。治疗结束后症状均消失。

分析讨论

现代医学研究发现，许多皮肤病如神经性皮炎、湿疹等，发病中会伴有血清 SCCA 浓度的升高，并且其浓度与皮损面积正相关，其大量升高的原因可能与皮损表皮过度角质化及发炎而产生的大量皮屑有关。泛发性神经性皮炎病理上存在表皮过度角化，真皮炎症细胞浸润，毕波等对 330 例常见的并排除恶性肿瘤相关的皮肤病患者血清进行检测，证实血清 SCCA 的升高与脱屑、角化等因素相关，并且经治疗后 SCCA 值较前降低，提示血清 SCCA 还可以作为这类伴异常角化的皮肤病治疗效果的评价标准之一。

中医学认为，泛发性神经性皮炎与肝气郁结，气滞血瘀，日久气血亏虚，不能润泽肌肤有关，故症状表现皮肤干燥、粗糙、肥厚、鳞屑较多，肌肤甲错，治疗多用补气血津液、行气活血的中药。桃红四物汤出自清代著名医家吴谦的《医宗金鉴》，本方由四物汤加桃仁、红花组成，有活血化瘀之功效，具有攻补兼施，祛瘀而不伤正，补血而不留邪的特点。方中四物汤养血活血，桃仁、红花活血化瘀。并且许多活血化瘀药物有较强的抗肿瘤，抑制表皮角化的作用。

本研究显示：桃红四物汤结合常规西医治疗可以显著改善泛发性神经性皮炎的临床症状，且作用优于对照组；并且可以显著降低患者血清 SCCA，其作用优于对照组。本研究还发现，两组患者治疗前后血清 SCCA 均明显下降，差异有统计学意义，提示血清 SCCA 与这类异常角化的皮肤病的发病有关，亦可以用来评价其治疗效果。本临床研究运用桃红四物汤治疗 GND，首次探讨其活血化瘀方式与改善角化性皮损的血清 SCCA 的相关性，但还需要进一步临床与实验的验证。

本部分改编自：叶静静，陈宁刚，叶姝，胡致恺，张恋，徐豪亮，王慧，钱伟.桃红四物汤辅助治疗泛发性神经性皮炎疗效观察及其对血清鳞状细胞癌抗原的影响[J].中国中西医结合杂志，2018，38(06)：753-754.

三 桃红四物汤加味结合准分子激光治疗局限性神经性皮炎

神经性皮炎是一种常见慢性皮肤神经功能障碍性皮肤病,瘙痒剧烈,病情顽固,易在某些固定位置反复发作,临床疗效欠佳。笔者运用桃红四物汤加减配合 308nm 准分子激光照射治疗局限性神经性皮炎 38 例,获得满意的临床疗效,现报道如下。

临床研究

1. 资料及标准

一般资料 76 例均为 2015 年 1 月至 2016 年 1 月宁波市中医院皮肤科门诊确诊的复发的局限性神经性皮炎患者,随机分为两组,治疗组 38 例,其中男 18 例,女 20 例;年龄 20～70 岁,平均 37.5±16.8 岁;病程 3 年～15 年,平均 7.7±4.9 年。对照组 38 例,其中男 19 例,女 21 例;年龄 22～69 岁,平均 39.6±17.3 岁;病程 2 年～17 年,平均 8.1±5.5 年。两组年龄、性别、病程经统计学比较,无显著性差异($P>0.05$),具有可比性。

西医诊断标准 符合赵辨《临床皮肤病学》中的诊断标准,拟定局限性神经性皮炎。

中医诊断标准 参照国家中医药管理局 1994 年颁布的《中医病证诊断疗效标准》,拟定:血虚风燥型;主症:皮损灰白,抓如枯木,肥厚粗糙似牛皮,剧烈瘙痒;次症:心悸怔忡,失眠健忘,女子月经不调;舌脉:舌质淡,脉沉细。

2. 治疗方法

（1）治疗组

给予桃红四物汤口服。药物组成：熟地、白芍、当归各 15 g，桃仁、红花、川芎各 10 g。加减：瘙痒严重加鸡血藤 15 g，乌蛇 10 g。每日 1 剂，水煎 2 次，共煎取药液 500 mL，分两次早晚饭后半小时温服。治疗仪采用 308 nm 准分子激光治疗仪（重庆 Derma 光电技术有限公司），圆形照射光斑直径分别为 10、20、30 mm，最小能量为 50 mJ/cm²，最大能量为 3 300 mJ/cm²。初始剂量为头颈部 150 mJ/cm²，躯干四肢 200～300 mJ/cm²。下次照射时若无红斑或起疱，则增加 50～100 mJ/cm²，每周治疗 1 次，每治疗 3 次评估 1 次治疗效果并记录不良反应。

（2）对照组

皮损处外用糠酸莫米松（上海通用药业股份有限公司，生产批号：H20040853）1 次/d。所有病例疗程均为 4 周。

3. 疗效评定

靶皮损的观察采用 EASI 评分。疗效指数（TI）＝（治疗前靶皮损总积分－治疗后靶皮损总积分）/治疗前靶皮损总积分 × 100%。根据疗效指数大小分为痊愈、显效、好转、无效 4 级。

痊愈 TI≥90%。

显效 90%＞TI≥60%。

好转 60%＞TI≥30%。

无效 TI＜30%。

有效率＝（痊愈＋显效＋有效）例数/总例数×100%。

4. 研究结果

两组临床疗效比较见表 6-3-1。治疗组总有效率 94.74%，对照组总有效率 73.68%，两组总有效率经统计学检验，有显著性差异（P＜0.05），表明治疗组的疗效更为明显。

表 6-3-1　两组临床疗效比较表

组别	例数	痊愈	显效	有效	无效	总有效率
治疗组	38	18	13	5	2	94.74% *
对照组	38	8	8	12	10	73.68%

注：与对照组比较，$x^2 = 4.84$，* $P < 0.05$。

分析讨论

神经性皮炎中医称"牛皮癣""摄领疮"。复发性神经性皮炎中医属血虚风燥。桃红四物汤出自清代著名医家吴谦的《医宗金鉴》，是历代活血祛瘀、行气养血之宗方，由四物汤加桃仁、红花组成，具有攻补兼施，祛瘀而不伤正，补血而不留邪的特点。将桃红四物汤应用在局限性神经性皮炎的治疗过程中，桃仁、红花是药方中的君药，其中桃仁具有活血祛瘀，对瘢痕痞块、皮损肥厚等均有良好的治疗效果；红花具有活血化瘀、通经散瘀、祛湿消肿的功效，能够改善皮损肥厚、色素沉着减轻瘙痒。方中当归具有补血和血增强免疫的效果，可以改善皮损干燥苔藓样变；白芍能够清热凉血、活血祛瘀；熟地黄则具有滋阴解毒之功效；川芎具有活血化瘀、行气止痛、辛散温通的功效。上述四物合用作为臣药温凉并用，润肤止痒。瘙痒严重者酌加鸡血藤、乌蛇以活血祛风，诸药合用，以达到活血化瘀、清热散结、祛风止痒的治疗目的。

308 nm 准分子激光波长与 NB—UVB 接近，但与传统的 UVB 相比，308 nm 准分子激光对皮损处浸润的 T 淋巴细胞有直接的细胞毒作用，更容易引起 T 细胞凋亡。袁宁等发现 308 更容易引起 T 细胞凋亡的原因在于其治疗更局限、累积效应更小，还与照射时患处距离机器辐射中心的距离近有关。与单纯外用糖皮质激素药膏相比，308 nm 准分子激光每次治疗时间短，治疗效果明显，不良反应少，还可以避免损伤到周围皮肤，但目前阶段治疗费用较高，对远期复发及不良反应仍然缺少长期随访的资料，需要进一步在临床实践中完善。

本部分改编自：叶静静，叶姝，陈宁刚.桃红四物汤加味结合准分子激光治疗局限性神经性皮炎 38 例[J].浙江中医杂志，2017，52(07)：535.

病例资料

患者罗某,女性,因"躯干四肢散发红斑丘疹、渗液伴瘙痒 6 月余"于 2021 年 12 月入院。患者 6 月前无明显诱因下出现躯干、四肢部散在红斑、丘疹伴瘙痒,少许渗液,无疼痛感,无水疱,自觉皮下有水疱,瘙痒难耐,予浓盐水浸洗,症状无改善,多次就诊于某三甲医院及当地卫生院,考虑"湿疹",予常规抗过敏止痒等对症治疗,上述症状仍反复发作,无明显缓解,常搔抓至皮肤破溃。10 年前行"胆囊切除术"。出生于贵州,有 1 次流产史,无血缘关系子嗣,领养 1 女,自诉夫妻关系一般。

入院查体:T36.9 ℃,P75 次/分,R18 次/分,BP135/67 mmHg,躯干四肢散在片状红斑、丘疹,部分融合成片,局部糜烂,可见淡黄色渗液,部分皮肤可见淡褐色色素沉着,未见明显水疱、大疱。

入院诊断:人工皮炎。

检查:CRP 40 mg/L,血沉 92 mm/h,淀粉样蛋白 167.8 mg/L,白蛋白 36.7 g/L,头颅 CT 示纵裂池高密度影,大便常规、尿常规、糖化血红蛋白、肿瘤全套、乙肝梅毒艾滋、免疫功能、自身抗体、血管炎抗体、胸部 CT、腹部 B 超、心电图均未见明显异常。

治疗:先期予"倍他米松磷酸钠 5.26 mg qd+拉氧头孢钠 1 g bid"及其他常规抗敏止痒等药物,同时联合中药外敷治疗 14 天后,患者仍觉皮下有水疱,时常忍不住搔抓,破溃皮损改善不明显,后加入 LED 黄光，一周三次，灯管距离创面 10～15 cm，每次能量 20 mW/cm²，时间 20 min，治疗一周后搔抓次数明显减少，渗液改善，大部分创面愈合。住院 1 月后出院时创面基本愈合，留有炎症后色素沉着，无明显瘢痕，基本达到预期疗效。

分析讨论

人工皮炎属于精神性的做作性障碍，在皮肤科患病率占皮肤科患者的 2%，常见于女性患者。Harth 等根据发病机制分为 4 种：①人工皮炎综合征，为无意识或癔症引起的自我损伤；②副人工皮炎综合征，为控制冲动障碍，部分有意识并承认自我损伤；③装病，为达到目的而假装损伤；④其他类型综合征。人工皮炎的皮疹通常位于伸手可及的部位，依次出现，同一部位反复发生。本例患者始终认为皮疹部位皮下有水疱，所以导致瘙痒，故反复搔抓至皮肤破溃渗液，请相关精神科会诊评估汉密尔顿焦虑量表显示无焦虑状态，考虑与患者无血缘关系子嗣、家庭关系一般有一定联系性。

近年来，LED 光疗法被广泛应用于治疗皮肤科疾病，获得较好疗效。LED 黄光是一种冷光源，波长为 590 nm，低剂量 LED 黄光可减少疼痛及炎症，增强组织修复，促进皮肤组织和神经再生，同时能预防激光术后皮肤损伤，同时 LED 黄光治疗后能有效降低皮肤组织中胶原酶基质金属蛋白酶-1（MMP-1）水平，促进胶原沉积，诱导成纤维细胞增殖，改善皮肤结构，改善皮肤屏障，促进创面愈合。

本例患者治疗过程中，通过联合 LED 黄光，有效缓解瘙痒，促进溃疡创面愈合，未发生红肿、瘙痒加重等不良反应，出院时所有创面基本愈合，综上所述，LED 黄光治疗人工皮炎疗所致溃疡面效安全可靠，操作简单，值得临床进一步推广。远期疗效有待逐步扩大样本量及进一步随访观察。

五 新型中药光敏剂湿敷联合 PDT 治疗面部扁平疣

面部扁平疣是一种由于感染人乳头瘤病毒引起的面部皮肤扁平多形性丘疹,病程慢性,可持续多年不愈,影响美观,临床疗效欠佳。笔者运用自制中药光敏剂湿敷联合动力性红光照射治疗面部扁平疣 30 例,获得满意的临床疗效,现报道如下。

临床研究

1. 资料及标准

一般资料 30 例均为 2017 年 5 月至 2018 年 5 月于宁波市中医院皮肤科门诊确诊的面部扁平疣患者,随机分为两组,治疗组 30 例,其中男 8 例,女 22 例;年龄 20～45 岁,平均 30.8±7.8 岁;病程 1～5 年,平均 2.7±0.9 年。对照组 30 例,其中男 7 例,女 23 例;年龄 19～47 岁,平均 29.5±8.3 岁;病程 1～5 年,平均 2.9±1.1 年。两组年龄、性别、病程经统计学比较,无显著性差异($P>$ 0.05),具有可比性。

西医诊断标准 符合赵辨《临床皮肤病学》中的诊断标准,拟定面部扁平疣。

中医诊断标准 参照国家中医药管理局 1994 年颁布的《中医病证诊断疗效标准》,拟定:热蕴络瘀;主症:病程较长,皮疹黄褐或暗红;次症:可有烦热;舌脉:舌暗红,苔薄白,脉沉缓。

2. 治疗方法

（1）治疗组

给予自制新型中药光敏剂湿敷。主要药物组成：马齿苋、生地榆、积雪草各 30 g。水煎煎取药液 100 mL，湿敷于面部皮损处，每次 20 min。湿敷后采用红光光动力治疗仪采用 LED - IB 红光光动力治疗仪（武汉亚格光电技术有限公司），红光波长为 633 nm ± 10 nm，功率密度 20—100 mW/cm²。初始剂量为 60 mW/cm²，下次照射时若无红斑或起疱，则增加 5～10 mW/cm²；每周治疗 3 次，每治疗 3 次评估 1 次治疗效果并记录不良反应。

（2）对照组

皮损处外用咪喹莫特乳膏（四川明欣药业有限责任公司，生产批号：H20030138）3 次/周。

两组患者均口服溶菌酶肠溶片（杭州国光药业有限公司，生产批号 H20055613(25 mg)）50 mg 每次，3 次/日。所有病例疗程均为 4 周。

3. 疗效评定

参照国家中医药管理局 1994 年颁布的《中医病证诊断疗效标准》拟定。

治愈 患者皮疹全部消退，无新出皮疹，存留有残余色素。

有效 皮疹较前扁平，消退 30% 以上或有个别新疹出现。

无效 患者皮疹无变化或消退不足 30%。

4. 研究结果

两组临床疗效比较见表 6 - 5 - 1。治疗组总有效率 100%，对照组总有效率 80%，两组总有效率经统计学检验，有显著性差异（$P < 0.05$），表明治疗组的疗效更为明显。

表 6-5-1 两组临床疗效比较表

组别	例数	痊愈	有效	无效	总有效率
治疗组	30	15	15	0	100%*
对照组	30	4	20	6	80%

注:与对照组比较,$x^2 = 4.62$, * $P < 0.05$。

分析讨论

面部扁平疣中医称"扁瘊"。顽固性扁瘊属热蕴络瘀。宁波市中医院皮肤科自制的中药光敏剂主要选取药物有马齿苋、生地榆、积雪草等,其中马齿苋和生地榆均具有清热解毒、凉血止血之功效积雪草具有清热利湿、解毒消肿的作用,该组方中以马齿苋为主药。

药理研究显示,马齿苋具有广谱抗病毒的作用:鲜马齿苋煎剂或片剂可治疗病毒性肝炎、带状疱疹、扁平疣、尖锐湿疣等病毒感染性疾病。诸多临床研究证实单味马齿苋煎剂外用内服可治疗经吗啉胍、聚肌胞等无效时顽固性扁平疣,并且可以降低病毒性疾病的复发率。马齿苋含有丰富的维生素 A 样物质,故能促进上皮细胞的生理功能趋于正常。同时马齿苋含有丰富的铜元素,又是一种植物光敏剂,而传统光动力(PDT)疗法治疗扁平疣采用常规光敏剂即盐酸氨酮戊酸敷面后进行 630 nm 红光照射治疗,但在治疗过程中患者经常会因光敏反应强烈而出现局部疼痛烧灼感明显,治疗后出现局部红肿等不良反应较多,并且盐酸氨酮戊酸价格昂贵,患者接受程度不高,而马齿苋煎剂作为一种新型的中药光敏剂替代,其价格便宜,湿敷后进行红光治疗,不但可以发挥马齿苋清热解毒、抗病毒消肿之功效,还可以作为光敏剂促进红光波长的吸收。

这种中药光敏剂联合 PDT 治疗临床效果明显,不良反应少,但对远期复发仍然缺少长期随访的资料,对于光敏剂最佳浓度,仍需要进一步在临床实践中探索和完善。

本部分改编自：叶静静，陈宁刚，叶姝，胡致恺.新型中药光敏剂湿敷联合 PDT 治疗面部扁平疣 30 例[J].浙江中医杂志，2018，53(10)：766.

六　射频电针散刺治疗寻常疣

　　寻常疣是皮肤科常见病、多发病，具有一定的传染性，皮损多顽固难愈，常规治疗后易反复。射频电刀可一次性切除疣体，但对底部较大疣体直接切除易形成难愈性瘢痕，宁波市中医院皮肤科尝试用射频电刀的针电极仿效火针治疗方法散刺疣体，取得满意效果，本文就于 2017 年 10 月～2018 年 2 月用射频电针散刺治疗的寻常疣患者 81 例，报道如下。

临床研究

1. 资料及标准

　　一般资料　在 2017 年 10 月～2018 年 2 月期间，宁波市中医院皮肤科门诊接诊的寻常疣患者 81 例，接受治疗计划并签署知情同意书。数字随机分为对照组 40 例、研究组 41 例。对照组：男 25 例、女 15 例；年龄 26.77±13.93 岁，病史 1.51±0.93 年，疣体直径 1.21±0.23 cm，疣体数量 3.78±1.31 个。研究组：男 28 例、女 13 例；年龄 27.19±14.28 岁，病史 1.83±1.12 年，疣体直径 1.38±0.31 cm，疣体数量 3.12±0.87 个。经卡方检验，两组性别构成比无统计学差异（$P>0.05$）；经 t 检验，两组年龄、病史、疣体直径及数量无统计学差异（$P>0.05$），具有可比性。

　　排除标准　①年龄<18 或>65 岁；②皮损≤10 个，疣体直径≥0.5 cm；③有严重系统性疾病；④怀孕及哺乳、有自体免疫性疾病及免疫功能缺陷；⑤2周内经冷冻、激光、注射或药物等去疣治疗；⑥疣体局部合并感染、考虑疣体恶变可能；⑦精神异常或不能配合治疗，中断治疗者。

2. 治疗方法

（1）研究组

采用 ellman 高频射频电波刀（美国 Ellman international, Inc.），工作频率 3.8 MHz，工作电压 220 V，输出功率 140 W。治疗前采用 75%乙醇擦拭皮损及周围皮肤 2 遍，治疗前用 2%利多卡因局部皮下注射麻醉。将射频机调至切凝混合档，档位为 3~6 档，选择配套 1 cm 长针头，用浸生理盐水的纱布湿化疣体，左手绷紧疣体周围皮肤，右手持刀，与皮面成 90°，垂直针刺疣的中央深处至疣的根部，然后退出皮肤，朝疣的四周方向间隔 1~2 mm 针刺，直到皮损边界处为止，随时用湿纱布擦拭渗血，根据出血量及有无阻滞粘连感调节档位大小，4~5 档位效果最佳，每个疣体重复此操作。术后皮损局部针刺处变黑，少量渗血，2~4 天内局部水肿，1 周左右水肿减退，疣体变黑，10~14 天脱落。术后局部保持清洁，避免接触水，若有红肿外用红霉素软膏。2 周后复诊，皮损痊愈停止治疗，未愈者重复治疗，3 次为 1 个疗程。

（2）对照组

将消毒好的干净医用棉签放入液氮中，冷冻约 2 min 后取出，根据患者皮损范围加压按在疣体表面，约 30 秒，整个疣体和边缘出现冰霜后抬起棉签，待冰状组织复温后再次冷冻，反复操作 2 次。术后局部保持清洁，避免触摸，避免接触水，若有红肿外用红霉素软膏。2 周后复诊，皮损脱落停止治疗，未愈者重复治疗，3 次为 1 个疗程。

3. 疗效评定

治疗结束后观察治疗效果。

痊愈 疣体完全消失，局部皮肤愈合。

显效 疣体大部分脱落,皮损消退≥70%。

有效 疣体部分缩小或变平,皮损消退≥30%。

无效 治疗后疣体无变化或部分变性坏死后继续生长。

总有效率=(痊愈+显效+有效)/总例数×100%。治疗结束后半年内出现新皮损者为复发。

4. 统计学处理

本次研究计数资料采取百分比表示,利用统计学软件SPSS19.0处理,计数资料行卡方检验,等级资料采取 ridit 检验,将 $P < 0.05$ 作为统计学有意义的标准。

5. 研究结果

治疗结束后,对照组临床疗效评分为:痊愈 29 例,显效 6 例,有效 1 例,无效 4 例,复发 13 例;研究组临床疗效评分为:痊愈 37 例,显效 3 例,有效 0 例,无效 1 例,复发 1 例。研究组临床总有效率(97.56%)高于对照组(90.00%),差异有统计学意义($P < 0.05$),随诊 6 月后复发率研究组(2.50%)明显低于对照组(36.11%),差异有统计学意义($P < 0.01$),见表 6-6-1。

表 6-6-1 两组寻常疣患者临床疗效比较[例(%)]

治疗分组	例数	痊愈	显著	有效	无效	总有效率	复发
对照组	40	29(72.50)	6(1.50)	1(2.50)	4(10.00)	90.00%	13(36.11)
研究组	41	37(90.24)	3(7.34)	0(0)	1(2.44)	97.56%	1(2.50)

注:研究组与对照组比较,总有效率 $P < 0.05$

6. 不良反应

对照组的不良反应主要表现为治疗局部可耐受的红肿及疼痛,一般在数小时至 24 小时内消失,治疗后局部疣体变黑。局部出现水(血)疱是常见不良反应,保持清洁及干燥,避免感染,则水

（血）疱在 1～2 周内自然结痂脱落，局部可有色素沉着或脱失。治疗组的不良反应主要表现为局部疣体变黑，轻度红肿，麻醉药药效过后伤口疼痛，均可耐受，一般在 24 小时内消退，疣体脱落前避免湿水，脱落后无明显色沉，少数人因自身护理不当而出现创面感染，留下轻度色素沉着。

分析讨论

寻常疣的病因是人乳头瘤病毒（HPV）感染，目前研究显示，该病毒几乎不进入血液循环，不发生系统感染，导致人体很难针对此病毒形成特异性免疫应答反应，因此，HPV 很难被机体免疫系统清除。中医学认为，本病的发生是因气血失和，皮肤肌腠不密，风热毒邪乘虚侵袭，蕴阻于经络肌腠，搏于肌肤，凝聚而成。目前常用的有微波、激光、电刀、冷冻、手术切除等，但治疗创伤大，术后多复发，操作者技术直接影响治疗效果是主要困扰。

液氮冷冻治疗是目前公认的相对简便、快速和安全，成功率高，复发率低，瘢痕形成无或少的治疗方法。但冷冻深度不方便掌握，过浅易复发，过深不易愈合，特别是对关节处影响巨大，且该疗法可导致色素减退或沉着，过度治疗甚至可能导致肌腱和神经损伤，造成锤状指等畸形。故对于冷冻技术的操作方法及疗程的掌握须熟练和谨慎。

Ellman 双频射频刀是采用调制的射频无线电波，由可选择的不同形状发射电极（刀头）定向发射，目标组织内的水分子在电波作用下瞬间振荡气化，引起组织细胞破裂蒸发，实现切割、止血、凝切、电凝等功能。射频切割实际上是在分子的水平切开组织，发射极引起组织细胞内脱水，组织收缩而达到凝止血作用。射频电波刀能一次性直接切除病灶，准确率高，其治愈率几乎为 100％，但对于基底部较大皮损，其疼痛和创伤相对较大，甚至可导致瘢痕形成，而且其复发率明显增高，因此，对于疣体直径≥0.5 cm 皮损，我们采用了针电极散刺，类似中医火针围刺的治疗方法，具有活血和血、软坚解毒之功,邪毒与气血凝聚之疣体被电针刺后,血和气行,邪祛毒解,坚软结散,从而使赘疣消而新肌生,一方面,围刺皮损处可直达疣体底部,气化疣体组织,切断疣体血供,致局部血栓及无菌性炎症反应,最后结缔组织增生、纤维化,直至其萎缩消退;另一方面,因局部少量出血,被气化的蛋白质和病毒有可能成为抗原进入血液,引起机体相应的免疫应答反应,从而减少病毒的复发。

射频电针的优势有四点:①操作简单,非常快速,相比于冷冻和火针,不会因操作者的技术问题导致治疗效果不佳;②治疗时局麻后无明显痛感,术后轻微红肿疼痛,常人均可耐受;③治愈率高,大部分患者1~2次疣体即可脱落,不留瘢痕,无明显色素沉着;④治疗后不良反应少,不影响正常生活及工作,复发率低。

综上,射频电针散刺治疗寻常疣操作简单,治愈率高,复发率低,愈后局部皮肤无瘢痕及色素沉着,无明显不良反应,是目前治疗中较有效、安全的选择之一,值得推广。

本部分改编自:叶姝,陈宁刚,钱伟,叶静静,胡致恺,徐豪亮,王慧,张恋.射频电针散刺治疗寻常疣41例疗效观察[J].现代实用医学,2019,31(11):1507-1508.

火针疗法治疗顽固性扁平疣

扁平疣是人类乳头瘤病毒感染（HPV）引起，是皮肤科临床的常见病、多发病之一，青少年及免疫力低下者容易感染。本病好发于颜面、手背、颈部等部位，呈多发性，影响美观，且病程较长，持续多年不消退，一年四季均可发病，常常给患者带来极大的痛苦。目前对于扁平疣的治疗方法比较多，但疗效各有异同，有些患者经过多种方法治疗后，疗效仍欠佳，即我们所谓的顽固性扁平疣。笔者自 2017 年 7 月至 2019 年 2 月，采用火针疗法治疗顽固性扁平疣取得了较好的疗效，现报道如下。

临床研究

1. 资料及标准

一般资料　26 例患者均来自宁波市中医院皮肤科门诊，其中，男 8 例，女 18 例；年龄最大者 49 岁，最小者 18 岁，平均年龄 32 岁；病史最长达 8 年余，最短的 1 年，平均 2.8 年。

纳入标准　症状以面部皮损为主，可及颈部、手部，符合张学军主编的《皮肤性病学》第七版教材中扁平疣的诊断标准，皮损数量超过 30 个，病程 1 年以上，曾使用 2 种或 2 种以上方法（如口服抗病毒、免疫调节药物，肌肉注射免疫调节剂聚细胞、干扰素，外用维 A 酸等）治疗基本无效，近 1 月内未采取相关治疗。

排除标准　①皮损进展期，近期皮损发红、瘙痒、明显增多者；

②过敏体质,瘢痕体质者;③易晕针者;④高血压、心脏病及孕期、哺乳期妇女;⑤年龄小于 16 岁,或者大于 80 岁者;⑥不能定期随访者。

2. 治疗方法

因烧红的火针往往令患者感到畏惧,因此,施治前先向患者解释治疗过程,以消除其疑虑,缓解其精神紧张。面颈部皮损选用 0.30×40 mm 的毫针,手部皮损选用直径 0.45 mm 的中粗火针,所有患者使用统一规格的针具。皮损部位常规消毒(75%酒精棉球或碘伏棉球)后,拍照留档。嘱患者取仰卧位或坐位,以充分暴露疣体和便于操作为目的。医者左手持夹有酒精棉球的血管钳,点燃后移近针刺部位,右手以握笔式姿态持针,待针尖及针体前段烧至发白后垂直快速点刺疣体顶部,使其炭化。疣体小者点刺一针即可,疣体较大者可在周围再围刺,以不超过皮损基底部为宜。面部疣体尤为密集者(>200 个),以针刺母疣、成片或大者为主,不必尽刺。针刺结束后,拍照留档,局部外用金霉素眼药膏保护创面,预防感染。火针结束后,患者可有轻微灼热刺痛感,一般 1 小时左右会消失。治疗后 3 d 天内避免沾水同时局部外用金霉素眼药膏,忌手搔抓及摩擦,保持皮肤清洁干燥,忌食辛辣、鱼腥海味等刺激性食物。待痂皮自行脱落后观察疗效。7～14 天 1 个疗程,连续 2～3 个疗程后观察疗效。

3. 疗效评定

观察治疗前后疣体数量、大小、颜色以及痂皮脱落情况。

痊愈　皮损全部消退,无明显色素沉着或脱失,无瘢痕。

显效　皮损消退>70%。

好转　皮损消退 30%～70%。

无效　皮损消退<30%,或无明显变化或增多。

皮损消退是指原皮肤损害完全消失变平,皮肤色泽同周围皮肤,无明显灰褐色色素。

有效率＝(痊愈例数＋显效例数)/总例数×100％。

4. 研究结果

26 例患者,其中 7 例患者治疗 2 次,19 例患者治疗 3 次,每次治疗间隔时间 7～14 天。第 1 次治疗后皮损消退均＞30％,痂皮脱落后,疣体逐渐变软萎缩,或变小与皮肤平齐;治疗 2 次后 7 例患者全部消退,余 19 例患者消退均＞65％;3 次治疗结束后,23 例皮损完全消退,另 3 例额头及口周等处残存少量淡褐色皮损,痊愈率 88.46％,总有效率 100％。治疗后随访 3 个月,26 例患者均未见复发。

5. 不良反应

火针治疗时患者均有轻微烧灼刺痛感,其中 3 例患者自觉痛感明显,但均可承受,每次治疗后,治疗部位及周围皮肤会出现轻度红斑,一般 1 小时左右消退,治疗后 3～7 天出现表皮剥脱,伴随疣体脱落,治疗后 14 天内恢复正常。

典型病例

女性患者,29 岁,2018 年 8 月来诊。病史 3 年余,曾就诊于多家医院经中西医药物(包括外用维 A 酸,肌注聚细胞、卡介苗)治疗效果不佳,皮损部位无明显瘙痒不适感。

专科检查:两颊、额部、口周、鼻部、颈部较多扁平丘疹,以右侧脸颊及额部为主,呈暗褐色或褐色,丘疹如米粒或黄豆大小,部分融合成片,额部可见线状皮损。

治疗过程:首次火针治疗 3 天后皮疹基本结痂,8 天后大部分痂皮脱落,皮损消退 30％左右,其余皮损均有缩小、变平。第 2 次治疗后皮损消退 90％左右,治疗 3 次后基本痊愈,未见明显色素沉着或色素脱失。随访 3 月,无反复。

分析讨论

现代医学认为,扁平疣的发生与消退可能与机体的免疫功能有关,而各类皮肤的外伤则是 HPV 感染的重要因素之一。对于扁平疣的治疗,西医目前主要以内服结合外用或单纯外用治疗为主。目前,可选用的口服西药大多使用全身用抗病毒药、免疫增强剂等,但由于治疗时间长,且有一定的不良反应,故选用较少;近几年新兴的疣组织包埋治疗、自体疣植入等治疗,其短期疗效肯定,但临床仍有一定的复发率,且一旦伤口护理不当易可造成继发感染,影响愈合等。通过外涂药物,临床上也有大量应用,但该类药物一般对皮肤的刺激性较大,可能导致局部皮肤可以发红、脱屑、色素沉着等不良反应;而采用液氮冷冻、电灼法等外治方法,虽短期有一定疗效,但易留色素沉着及瘢痕,而部分患者长时间观察仍复发可能。

火针是传统中医外治法之一,集毫针、艾灸之功效于一身,古代称之为燔针焠刺,《灵枢·官针》篇中载:"刺有九,以应九变……九曰焠刺,焠刺者,刺燔针则取痹也。"中医认为,扁平疣是由于正气不足,气血不和,复感风热毒邪,蕴结肌肤而成,火针治疗既可通过火针的高温直接破坏疣体,使疣体迅速脱落,亦可通过腧穴将火热导入人体激发经气,鼓舞血气运行、温壮脏腑阳气。另外,火针点刺母疣一方面破坏了人乳头瘤病毒的原始生存环境,另一方面,被高温破坏的蛋白质和病毒有可能成为抗原,引起机体相应的免疫应答反应,从而可能起到类似疫苗的作用。虽然古人有"面部忌火针"之说,但广泛临床报道表明只要掌握了正确的操作要领(稳、准、快),手法娴熟,对准疣体,刺中即止,不会出现损容性伤害。

综上,火针疗法具有方便、价廉、易操作的特点,同时有损伤小、修复快、无瘢痕形成的优点,在顽固性扁平疣的治疗中具有独特的优势,同时也说明传统医学在现如今科学技术如此发达的时期,仍然具有重要意义,值得进一步研究和推广。本次临床观察由于病例数较少,未设置对照组,随访时间较短,研究结果有一定的局限性。

中药液冷湿敷治疗颜面再发性皮炎疗效观察

颜面再发性皮炎多见于中青年女性,颜面部的皮肤情况对每个人的心理和生活质量都非常重要。对面部皮肤的过分关注,会导致部分人因面部痤疮等原发疾病而盲目用药或者经过不规范的美容治疗,从而发生颜面再发性皮炎。部分人群因滥用护肤产品或者化妆品等导致面部皮肤屏障受损,发生颜面再发性皮炎。宁波市中医院皮肤科2019年应用抗炎1号中药液(陈宁刚主任的外用经验方)冷湿敷,治疗颜面再发性皮炎效果良好,现报道如下。

临床研究

1. 资料及标准

一般资料 选取68例在2019年1月至2019年12月就诊于宁波市中医院门诊,诊断为颜面再发性皮炎的患者,均为女性,病程6个月～5年,按随机数表法将其分为两组,其中治疗组34例,年龄20～52岁,平均35.5±14.8岁;对照组34例,年龄19～51岁,平均37.2±11.8岁。两组年龄、病程经统计学比较,均无明显差异($P>0.05$),具有可比性。

纳入标准 参照《临床皮肤病学》诊断标准,符合颜面再发性皮炎的诊断,签署知情同意,遵医嘱在规定时间复诊者。

排除标准 ①伴有严重基础心、肝、肾等内科疾病;②自身免疫性疾病或酒渣鼻致面部皮损者;③妊娠及哺乳期女性;④不能遵医嘱规律复诊者。

2. 治疗方法

两组均给予地氯雷他定分散片 5 mg 每晚 1 次口服。对照组加用金霉素眼膏日 2 次外用;治疗组加用抗炎 1 号中药液冷湿敷,药物内含马齿苋、生石膏等中药成分,由医院药房统一煎制封装,每包 100 mL,面部冷湿敷每日 2 次,每次 30 分钟,湿敷后清水冲洗。两组患者治疗期间均清水洁面,治疗期间有不适反应或过敏症状及时就诊。治疗疗程为 7 天,分别在治疗后第 3 天,第 7 天进行症状评分,比较两组患者治疗后的起效时间、疗效,并观察不良反应情况。

3. 疗效评定

根据患者客观的皮损情况(红斑、渗出、脱屑)与主观的自觉症状(瘙痒、灼热、刺痛、紧绷感)进行量化评分,各项指标按 0～3 级评分,0 分＝无,1 分＝轻度,2 分＝中度,3 分＝重度。同时在治疗后第 3 天,第 7 天进行疗效评分。疗效指数＝(治疗前积分－治疗后积分)/治疗前积分×100%。

痊愈　皮损和症状消失,治疗指数为 100%。

显效　皮损消失大部分,症状与体征明显减轻,治疗指数为 60%～99%。

有效　皮损和症状减轻,治疗指数为 20%～59%。

无效　症状和体征无明显改善,治疗指数＜20%。

总有效率包括痊愈、显效病例。

4. 安全性分析

治疗过程中观察患者是否耐受,是否有感染,过敏刺激等不良反应。

5. 统计学分析

使用 SPSS 21.0 统计软件进行分析，计数资料行 χ^2 检验。计量资料($\bar{x}\pm s$)行 t 检验。$P<0.05$ 为差异有统计学意义。

6. 研究结果

两组患者分别在治疗后第 3 天，第 7 天进行疗效评分见表 6-8-1，治疗组 3 d 后症状与体征评分较治疗前明显减轻（$P<0.05$），对照组虽有缓解但并无统计学意义（$P>0.05$）；治疗 7 d 后治疗组病情减轻程度更为显著（$P<0.01$），此时对照组病情也有所缓解（$P<0.05$），但两组同期相比，治疗组疗效更优，见效更快（$^{\triangle}p<0.05$）。两组治疗的总有效率比较，差异具有统计学意义（$P<0.05$），治疗组效果明显优于对照组，见表 6-8-2。

表 6-8-1　两组治疗前后症状体征总评分比较

组别	时间	皮损情况	自觉症状
治疗组（$n=34$）	治疗前	6.78 ± 2.63	9.28 ± 2.45
	治疗后 3 d	$3.15\pm2.34^{*\triangle}$	$4.19\pm1.82^{*\triangle}$
	治疗后 7 d	$1.83\pm0.96^{**\triangle}$	$0.69\pm0.51^{**\triangle}$
对照组（$n=34$）	治疗前	6.35 ± 2.61	9.16 ± 2.07
	治疗后 3 d	4.71 ± 1.83	6.38 ± 1.63
	治疗后 7 d	$3.64\pm2.15^{*}$	$3.38\pm1.02^{*}$

注：治疗组治疗后与治疗前比较，$P^{*}<0.05$；$P^{**}<0.01$；与对照组同期比较，$^{\triangle}p<0.05$。

表 6-8-2　两组治疗有效率比较

组别	痊愈 例%	显效 例%	有效 例%	无效 例%	总有效率 例%
治疗组	10(29.41)	19(55.88)	2(5.88)	3(8.82)	29(85.29)
对照组	5(14.71)	13(38.24)	14(41.18)	2(5.88)	18(52.94)

注：治疗组与对照组总有效率比较，$P<0.05$。

7. 不良反应

治疗期间治疗组有 3 例患者出现皮肤刺痛感自觉加重,纯净水冷敷后均缓解。对照组有 2 例外用金霉素眼膏后有刺激反应,停药后缓解,两组不良反应对比无统计学差异。

分析讨论

颜面再发性皮炎是发生在颜面部位的变态反应性皮肤病,是近年来皮肤科门诊的高发病。这与女性同志多使用各种护肤品局部皮肤屏障结构改变或功能受损相关,当接触某些因素刺激时,如光线、温热、粉尘等,这些刺激因素会成为一定的变应原,使颜面部皮肤产生红斑、灼热、瘙痒等症状。此外,自主神经功能紊乱,精神紧张或疲劳、卵巢功能障碍等也是本病的发病因素。临床中多应用抗组胺药物,局部外用糖皮质激素类药膏、免疫抑制剂等治疗,目前研究认为,皮肤屏障破坏占重要因素,多采用屏障修复护肤品、面膜、冷喷、照光等各种方法,但或因副反应明显,或价格昂贵,操作复杂,临床上本病仍疗效欠佳,且极易反复。

颜面再发性皮炎属于中医"桃花癣""吹风癣"等范畴。如《外科证治全书》曰:"吹花癣,生面上如钱,瘙痒抓之如白屑,发于春月,故俗名桃花癣,妇女多有之。"治疗多从外邪、内热、血虚、血瘀立论,均有良效。

抗炎 1 号方是宁波市中医院皮肤科陈宁刚主任的外用经验方,陈主任是第一批宁波市中青年名中医,临床中注重天人合一的整体观,注重内治与外治相结合,其遣方用药不泥于古法,常有创新,善用外用制剂治疗多种皮肤病,临床中常疗效显著,日积月累,形成宁波市中医院皮肤科门诊及病房的中医特色疗法。

抗炎 1 号方由马齿苋、生石膏、丹皮等清热解毒、凉血退肿的中药组成。其中马齿苋有清热利湿、杀菌消肿,有减轻红肿、脓疱等炎症反应的作用。《本草纲目》中记载,马齿苋具有"散血消肿"

"解毒通淋"等功效。现代研究发现，马齿苋中含有多种维生素、黄酮类及蒽醌类等生物活性成分，其中，黄酮类物质是一种天然的抗氧化剂，能调节免疫、抑菌消炎。维生素A样物质可以保护上皮细胞正常的生理功能，以促进溃疡愈合。石膏是一种矿物药，主要含有含水硫酸钙，其性寒，主要作用为清热解肌，多内服，《本草经解》认为，石膏外用取其气寒，可清解热毒、消肿止痛。《外科正宗》中的"生肌散"、《验方新编》中的"四生散"也体现外用生石膏有清热泻火之功。现代研究表明，生石膏中含有锌、铜、铁等多种微量元素，在皮肤发生炎症过敏反应时，皮肤表面的平衡状态破坏，推测生石膏外用可能有调节皮肤微生态作用，可促进皮损修复。丹皮《本草纲目》记载"滋阴降火，解斑毒，利咽喉，通小便血滞"。现代药理研究证实其有抗炎、抑菌、免疫调节、改善微循环的作用。其特别之处在于它的抗炎作用体现为对特异性抗体介导的多种变态反应有抑制的作用，但是不影响正常体液的免疫功能。

颜面再发性皮炎会给患者造成损容性损害，影响患者的心理健康及社交生活等。随着人们生活工作节奏的加快，患者对治疗的诉求强烈，需要安全性高又可以快速显效的治疗方法。该临床观察中治疗组3天内可有明显的症状及体征改善，7天时有效率明显，且安全性良好，临床中可满足现代人们的治疗需求。抗炎1号中药液综合几种药物的作用共同发挥清热解毒、凉血退肿、抗炎抗敏、美白健肌、改善表皮微生态、提高皮肤免疫力的作用。临床观察中，大部分患者使用3天后主观感觉灼热、刺痛、瘙痒、紧绷感有缓解，使用之后无耐药性，因此，可反复使用，不会形成依赖性。使用后不良反应少，复发率低，且使用方便，值得临床中进一步推广使用，但因为该药液为复方成分，其作用机制仍有待进一步研究探讨。

合谷刮痧联合玉女煎加减治疗颜面潮红症

颜面潮红症是一种交感神经功能异常引起的反复性或持续性的面部潮红、灼热,甚至干燥脱屑的身心疾病,目前多采取胸交感神经切断手术治疗,不良反应大,效果也不甚理想,笔者自 2016 年 3 月至 2017 年 12 月使用合谷刮痧联合玉女煎加减治疗面部潮红症 35 例,取得较好疗效,且无不良反应,现将结果报道如下。

临床研究

1. 一般资料

70 例患者均为门诊诊断符合颜面潮红症的患者,排除伴有面部过敏性皮炎及光敏感者,妊娠及哺乳期妇女,伴严重内科疾病者。随机分成两组。治疗组 35 例,其中男性 3 例,女性 32 例;年龄 21～55 岁,平均 36.50 岁;病程 1 个月～10 年,平均 2.45 年。对照组 35 例,其中男性 2 例,女性 33 例;年龄 20～59 岁,平均 37.28 岁;病程 1 个月～12 年,平均 2.49 年。两组患者年龄、性别、病程、严重程度比较,差异无统计学意义($P>0.05$),具有可比性。治疗患者均签署知情同意书。

2. 治疗方法

(1) 治疗组

给予合谷穴刮痧治疗,治疗前建档、拍照,取双手合谷穴附近区域,采用医用刮痧板在局部从近端到远端进行由上到下,由内侧到外侧的单方向刮动,反复操作,直到皮肤出现潮红、紫红或暗红血斑等出痧变化,每周治疗1次,连续治疗4周为1疗程。同时予玉女煎口服。药物组成:生石膏30g～60g,生地30g,麦冬15g,知母、川牛膝各10g。加减:面赤严重加代赭石30g、生山栀15g,面部脱屑干燥者加生地榆20g、地骨皮15g。每日1剂,水煎2次,共煎取药液500mL,分两次早晚饭后半小时冷服。

(2)对照组

仅用玉女煎加减口服,服药方法和疗程同治疗组。

3. 疗效评定

治疗4周后医生与患者以拍摄治疗前后照片的皮损消退情况进行疗效判定。

痊愈 皮损消退≥90%。

显效 皮损消退60%～90%。

有效 皮损消退30%～60%。

无效 皮损无明显好转或皮损消退≤30%或加重。

总有效率＝(痊愈例数＋显效例数＋有效例数)/总例数×100%。

4. 研究结果

两组临床疗效比较见表6-9-1。治疗组总有效率91.43%,对照组总有效率71.43%,两组总有效率经统计学检验,有显著性差异($P<0.05$)。

表6-9-1 两组临床疗效比较

组别	例数	痊愈	显效	有效	无效	总有效率
治疗组	35	9	14	9	3	91.43%[*]
对照组	35	2	7	16	10	71.43%

注:[*]与对照组比较,$P<0.05$。

分析讨论

颜面潮红症又称"赤面恐怖",是交感神经功能异常的结果。传统针灸医家总结的《四穴总歌》中有提到"面口合谷收",指出合谷穴可以有效治疗头面部的病证,是取其穴位的远治作用。李顺月等人运用医学红外热像技术,观察了健康成年人针刺合谷穴前后面部温度的变化,发现针刺合谷穴主要能使面部温度产生变化,表明这可能与针刺后面部的交感神经抑制引起的。合谷穴为手阳明大肠经的原穴,大肠经为多气血之经,在此穴位上刮痧,不但可以协调交感神经功能,也可以起到疏经活络、活血行气、排泄瘀毒、改善血管微循环、促进机体新陈代谢,使经气顺大肠经走向,从手通达面部,同时也可应用于许多颜面五官的损美性疾病。

中医学认为,面部为阳明经所络属,潮红灼热为阳明血热津亏,上灼面部。玉女煎方剂载于明代《景岳全书》,本方冷服. 具有清胃滋阴的功能,主治水亏火盛,六脉浮洪滑大,少阴不足,阳明有余的烦热干渴等症,笔者采用本方加减,重用石膏 30 g~60 g 为君,辛甘大寒,清阳明经大热而不伤阴液;易原方中熟地为生地,为臣药,增助石膏清热泻火、养阴生津之力;知母、麦冬清热滋阴润燥为佐药,可益皮肤津液灼伤之燥裂;川牛膝导热下行,为使药,诸药配合,可清上浮于面部之大热,增面部津液,使面红得解,面燥得润。服药过程中部分患者如有出现大便溏泻者,适当调整石膏用量均能缓解。笔者通过合谷刮痧联合玉女煎加减,针药并用、内外合治使治疗效果更显著,并且鲜有不良反应发生,值得临床应用。

玉女煎重用石膏联合 540 nm 强脉冲光治疗颜面潮红症

颜面潮红症是一种交感神经功能异常引起的反复性或持续性的面部潮红、灼热,甚至干燥脱屑的身心疾病,目前多采取胸交感神经切断手术治疗,不良反应大,效果也不甚理想,笔者自 2015 年 9 月～2017 年 5 月间使用玉女煎加减联合 540 nm 强脉冲光治疗面部潮红症 33 例,取得较好疗效,且无不良反应,现将结果报道如下。

临床研究

1. 一般资料

66 例患者均为门诊诊断符合颜面潮红症的患者,排除伴有面部过敏性皮炎及光敏感者,妊娠及哺乳期妇女,伴严重内科疾病者。随机分成两组。治疗组 33 例,其中男性 2 例,女性 31 例;年龄 21～55 岁,平均 38.35 岁;病程 1 个月～10 年,平均 2.16 年。对照组 33 例,其中男性 1 例,女性 32 例;年龄 20～57 岁,平均 39.84 岁;病程 1 个月～12 年,平均 2.45 年。两组患者年龄、性别、病程、严重程度比较,差异无统计学意义($P>0.05$),具有可比性。治疗患者均签署知情同意书。

2. 治疗方法

(1) 治疗组

治疗组给予玉女煎口服。药物组成:生石膏 30 g～60 g,生地

30 g,麦冬 15 g,知母、川牛膝各 10 g。加减:面赤严重加代赭石 30 g、生山栀 15 g,面部脱屑干燥者加生地榆 20 g、地骨皮 15 g。每日 1 剂,水煎 2 次,共煎取药液 500 mL,分两次早晚饭后半小时冷服。540 nm 强脉冲光治疗:采用以色列飞顿激光公司生产的 Alma 辉煌 360 光子工作站,选用 540 nm 光子治疗手具,光斑大小为 2 cm×4 cm,能量 8~13 J/cm^2,脉宽 10~15 ms。治疗前建档、拍照,让患者清洗面部后于其面部均匀涂 1~3 mm 厚的冷凝胶,根据面红的轻重程度、部位大小及皮肤敏感反应进行微调能量密度,选择合适的脉宽,每两个光斑重叠不超过 30%,治疗后患者皮肤微红,并略有灼痛或针刺感,可外用冰水湿敷等,3 天内禁用热水清洗治疗部位,外出注意防晒。每周治疗 1 次,连续治疗 8 周为 1 疗程。

(2)对照组

口服维生素 E、维生素 C。维生素 E 为天然型维生素 E 软胶囊(来益,浙江医药股份有限公司新昌制药)每次 0.1 g,每日 2 次;维生素 C 片,每次 0.2 g,每日 3 次;同时采用 540 nm 强脉冲光治疗。操作方法和疗程同治疗组。

3. 疗效评定

治疗 8 周后医生与患者以拍摄治疗前后照片的皮损消退情况进行疗效判定。

痊愈 皮损消退≥90%。

显效 皮损消退 60%~90%。

有效 皮损消退 30%~60%。

无效 皮损无明显好转或皮损消退≤30%或加重。

总有效率＝(痊愈例数＋显效例数＋有效例数)/总例数×100%。

4. 研究结果

两组临床疗效比较见表 6-10-1。治疗组总有效率

90.91％,对照组总有效率 69.70％,两组总有效率经统计学检验,有显著性差异(P＜0.05)。

表 6‑10‑1　两组临床疗效比较

组别	例数	痊愈	显效	有效	无效	总有效率
治疗组	33	7	14	9	3	90.91％*
对照组	33	0	7	16	10	69.70％

注:*与对照组比较,P＜0.05。

分析讨论

　　颜面潮红症又称"赤面恐怖",是交感神经功能异常的结果,长期反复的脸红,会使面部毛细血管扩张并失去弹性,导致面部红血丝,光子治疗面部红血丝是目前疗效确切的一项技术,其疗效好,痛苦小,治疗后不易反复,我们使用 540 nm 的强脉冲光,选择低能量的照射,直接作用于皮肤毛细血管内的血红蛋白,使红细胞发生变性、破碎,同时导致热凝固,对改善扩张的毛细血管及修复敏感皮肤效果较好。

　　中医学认为,面部为阳明经所络属,潮红灼热为阳明血热津亏,上灼面部。玉女煎方剂载于明代《景岳全书》,本方冷服具有清胃滋阴的功能,主治水亏火盛,六脉浮洪滑大,少阴不足,阳明有余的烦热干渴等症,笔者采用本方加减,重用石膏 30 g～60 g 为君,辛甘大寒,清阳明经大热而不伤阴液;易原方中熟地为生地,为臣药,增助石膏清热泻火、养阴生津之力;知母、麦冬清热滋阴润燥为佐药,可益皮肤津液灼伤之燥裂;川牛膝导热下行,为使药,诸药配合,可清上浮于面部之大热,增面部津液,使面红得解,面燥得润。服药过程中部分患者如有出现大便溏泻者,适当调整石膏用量均能缓解。笔者通过玉女煎加减联合 540 nm 强脉冲光,中西结合、内外合治使治疗效果更显著,并且鲜有不良反应发生,值得临床应用。

　　本部分改编自:叶静静,陈宁刚.玉女煎重用石膏联合 540 nm 强脉冲光治疗颜面潮红症 33 例[J].浙江中医杂志,2017,52(11):813.

十一 梅花针联合 K8 短波治疗仪综合治疗面部黄褐斑

黄褐斑是一种常见的获得性、色素沉着性皮肤病,临床表现以颜面部的对称性分布、大小不一、形态不定、且无自觉症状的淡褐色至深褐色斑片为临床特征。中医认为本病病机以肝郁、脾湿、肾虚为本,不能化生水谷精微,日久则气滞血瘀形成标实,致使气血不能润泽于颜面部,而导致黄褐斑的产生。笔者使用梅花针结合 K8 短波治疗仪导入治疗气滞血瘀型黄褐斑 30 例,疗效甚可。现将结果报道如下。

临床研究

1. 资料及标准

一般资料　选择 2020 年 1 月至 2020 年 12 月就诊于宁波市中医院皮肤科门诊的气滞血瘀型黄褐斑患者 90 例,随机分为 3 组。按就诊时间先后顺序分为治疗组和对照组 1、对照组 2,各 30 例,治疗组年龄 27～53 岁,平均年龄(42.50±1.78)岁,病程 5～156 个月,平均病程(85.44±8.31)个月;对照组 1 年龄 26～56 岁,平均年龄(40.15±1.47)岁,病程 6～168 个月,平均病程(77.37±7.18)个月;对照组 2 年龄 25～57 岁,平均年龄(43.15±2.75)岁,病程 6～192 个月,平均病程(79.55±6.98)个月。3 组年龄、病程等一般资料比较,差异无统计学意义($P >$ 0.05)。

诊断标准　西医诊断标准参照赵辨《中国临床皮肤病学》制定：淡褐色至深褐色的斑片，斑片边缘清楚或呈弥漫性，局部无炎症及鳞屑，无明显自觉症状。中医参照《中医病证诊断疗效标准》气滞血瘀型黄褐斑诊断标准制定：颜面出现黄褐斑斑片，腰膝酸软，或急躁易怒，胸胁胀痛，舌质暗，苔薄白，脉沉细。

纳入标准　①符合西医诊断标准；②符合中医诊断标准；③根据临床试验目的及本病特点，确定年龄范围在25～60岁的女性；④治疗前2个月内未用过与本病相关的内服药或外用药；⑤自愿参加并签署知情同意书。

排除标准　①不符合本病诊断标准；②妊娠或哺乳期妇女；③因其他内分泌、肝肾系统疾病引起的颜面部色素沉着者；④治疗前2个月内用过与本病相关的内服药或外用药；⑤患有精神疾病及与其他系统相关的严重原发性疾病。

2. 治疗方法

（1）治疗组

采用梅花针联合舒敏之星热敏导入。先行梅花针叩刺后，再进行K8短波治疗仪导入治疗，具体操作同上。

（2）对照组1

采用K8短波治疗仪导入治疗。患者洁面后，黄褐斑皮肤常规消毒后，配合K8短波治疗（武汉中科）面部导入（导入剂为还原性谷胱甘肽）治疗。具体操作方法：患者洁肤平躺后，操作者给予外涂适量护理霜，调试K8治疗仪到热敏操作界面，能量以6～7格患者能承受度为佳，手持电容电场治疗头在患者面部皮肤以轻柔小圆圈动作进行治疗，时间为10 min，每周1次。

（3）对照组2

单纯采用梅花针治疗。黄褐斑皮肤常规消毒后，从黄褐斑周边部位向中心叩刺，如此反复，至皮肤微微潮红为止。每次治疗约3分钟。每周1次。

以上3组患者在外治基础上均同时内服大黄䗪虫片（广西玉

林制药集团有限责任公司，国药准字 Z20060312）。大黄蟅虫片主要成分：土鳖虫、熟大黄、牛地黄、水蛭、桃仁、白芍等 12 味中药。口服，一次 5 片，一日 2 次。以上 3 组患者在治疗期间避免日晒。

3. 统计学方法

采用 SPSS17.0 统计软件进行分析，计量资料用 t 检验，计数资料用 x^2 检验，$P < 0.05$ 为差异有统计学意义。

4. 疗效评定

治疗 8 周后医生与患者以拍摄治疗前后照片的皮损消退情况进行疗效判定。

治愈 颜面皮肤呈正常肤色。

好转 皮损消退 30% 以上。

未愈 皮损无明显变化或消退不足 30%。

总有效率＝（治愈例数＋好转例数）/总例数×100%。

5. 研究结果

（1）3 组临床疗效比较

见表 6-11-1。治疗组总有效率 83.33%，对照组 1 总有效率 53.33%，对照组 2 总有效率 50.00%，治疗组和两对照组总有效率经统计学检验，有显著性差异（$P < 0.05$）。两对照组间总有效率无显著性差异（$P > 0.05$）

表 6-11-1 3 组临床疗效比较

组别	例数	治愈	好转	未愈	总有效率
治疗组	30	5	20	5	83.33%[*]
对照组 1	30	1	15	14	53.33%
对照组 2	30	0	15	15	50.00%

注：[*] 与对照组比较，$P < 0.05$。

（2）3组患者复发率比较

见表6-11-2。

表6-11-2　3组复发率比较

组别	例数	有效	复发	复发率
治疗组	30	25	3	12.00%
对照组1	30	16	4	25.00%
对照组2	30	15	3	20.00%

分析讨论

现代医学研究认为,黄褐斑主要是因为黑素在皮肤内增多而引起,黑素细胞增多和黑素生成增多是引起黑素增多的两个主要原因,黑素的产生主要依赖于络氨酸的存在,黑素本身不产生任何效应。

局部围刺配合梅花针及K8短波治疗导入治疗,临床疗效优于单纯单一治疗。梅花针治疗目的是清热泻火,排出阻在面部的黑素,达到疏通经络,调和气血的作用,同时促进后续治疗药物有效渗入皮肤,改善面部的血液循环,促进黑素代谢,加速皮肤脱色消斑。K8短波治疗导入还原性谷胱甘肽能降低酪氨酸酶活性,减少黑素生成,促进黑素分解。

传统医学认为,黄褐斑与前人记载的"面尘""䵟黑斑"相类似,任何原因导致的气滞血瘀、经络不通、气血不能上荣于颜面部都可导致黄褐斑的发生。气滞血瘀是总的病机。

大黄䗪虫片,方中䗪虫攻下结血,大黄逐瘀攻下、凉血清热、共为君药。桃仁、蛴螬、水蛭、虻虫助君药以活血通经、攻逐瘀血,共为臣药。黄芩配大黄以清瘀热,杏仁配桃仁以润燥结,有利于祛瘀血,诸药合用,奏祛瘀生新之效,而且大黄䗪虫胶囊能扩张外周血管,增加面部血流量,抑制血小板聚集功能和改善微循环作用,从而达到去斑的作用。

笔者通过中药大黄䗪虫片联合梅花针及 K8 短波治疗仪综合治疗，中西结合、内外合治使治疗效果更显著，综合治疗后通过活血化瘀让黄褐斑的复发率更低，并且鲜有不良反应发生，值得临床应用。

长期被误诊的红斑型天疱疮1例

病历资料

患者,男,27岁。因面部红斑半年于2018年8月来宁波市中医院就诊。半年前患者无明显诱因下出现两颊部红斑,轻微瘙痒,当地医院按照"银屑病,脂溢性皮炎"治疗,予以"卡介菌多糖核酸针、氯雷他定片、复方甘草酸苷片、甲泼尼龙片、雷公藤总苷片、他克莫司软膏"等治疗后,红斑面积扩大,瘙痒缓解。既往史、个人史、家族史无殊。系统查体未见异常。

皮肤科查体:鼻部下1/2及两颊部红斑,局部糜烂,部分表面结成黄色痂皮,无渗液。额部及头部多处散在暗红色斑片,无糜烂,红斑边界清楚,未见束发状,未见明显鳞屑。全身未见水疱。口腔内及指甲未见异常。

实验室检查:①血常规、生化、血沉、免疫功能、风湿抗体全套、输血前四项:未见异常。②皮损真菌涂片及培养:阴性。③皮肤镜:镜下可见较多毛囊角栓、毛囊周围点状线状血管分布,皮损边缘可见环状、发夹样血管,未见明显蓝灰色点。④皮肤CT:较之周边正常皮肤,皮损处角化过度,棘层增厚,基底层可见液化变性及树突状细胞,可见毛囊角栓,毛囊内及毛周散在炎细胞,真皮浅层扩张充血,可见嗜色素细胞、炎细胞浸润及树突样细胞。⑤天疱疮单克隆抗体检测:Dsg1抗体1:231,Dsg3抗体1:4。⑥组织病理:表皮角化不全,棘层轻度增生,基底层未见明显改变,真皮浅中层血管和附属器周围中等淋巴细胞浸润。

根据患者的病史特点、病理结果及天疱疮单克隆抗体检测，诊断为红斑型天疱疮。予以美卓乐片 3 片 qd 口服，0.1% 他克莫司软膏 bid 外用，2 周后皮损控制，糜烂面均愈合，红斑转暗红色，后逐渐减量。

（病例面部表现及相关镜下检查图像见本书后彩色插页，图 6-12-1～图 6-12-4）

分析讨论

红斑型天疱疮，是落叶型天疱疮的亚型，血清中有识别落叶型天疱疮抗原-桥粒核心糖蛋白 1 的天疱疮抗体（Dsg1 抗体）。皮损好发于头部、前额、鼻、两颊、耳廓，常表现为局部性红斑，上有脂性鳞屑、黄痂，胸背和四肢可发生松弛性大疱，尼氏征阳性。本病例由于患者发病后未见水疱，主要表现为头面部红斑糜烂，容易误诊。

本病需与以下疾病鉴别：①脂溢性皮炎：呈黄红色、油腻性鳞屑性斑片，以前额、眼睑、鼻唇沟为重。本例患者皮损分布部位不支持。②头面部银屑病：面部皮损大多呈点滴状或指甲大小浸润性红色丘疹或红斑，因每日洗脸，鳞屑较薄或无鳞屑，头部皮损为边界清楚，富有厚的鳞屑性红斑可见束发状，不符合。

本例患者误诊原因：①临床医生未能全面掌握疾病的皮损特点。②在诊断常见疾病时未排除需鉴别的诊断，忽略组织病理检查的重要性。③红斑型天疱疮相对少见，临床医生缺乏对本病的认识。

糖皮质激素目前是治疗红斑型天疱疮的最有效药物。本例患者皮损主要在头面部，起始激素剂量小，逐渐减量至停药。目前，激素减量仍是疱病治疗难点，查阅文献发现激素减量过程无详细描述，有待更多临床经验。

蜘蛛咬伤 1 例

蜘蛛在我国分布广泛,且种类繁多,其中有毒者占很大比例。被蜘蛛咬伤后,其毒素可通过血液和淋巴循环作用于血液、神经而引起局部或全身症状,病情多变复杂,并发症多,病死率高,是部队野外驻训及户外施工等场景下的常见病、多发病,现将宁波市中医院皮肤科收治的一例蜘蛛咬伤病例报道如下。

病例资料

患者男,30 岁,居住于浙江省宁波市海曙区。因"左小腿蜘蛛咬伤 6 小时"入院。患者 6 小时前在家中休息时不慎左小腿被蜘蛛咬伤,当时即觉局部刺痛,局部可见瘀斑,少许出血,当时未重视,约 2 小时后出现视物模糊,头晕、头痛、恶心、呕吐,腹泻 1 次,四肢麻木不适,遂就诊于宁波市中医院急诊,查血常规:WBC $7.0 \times 10^9/L$,CRP:15.0 mg/L,Hb 107/L,凝血功能、肝肾功能、心肌酶谱未见明显异常,心电图无殊。予甲强龙 80 mg 静滴,左克抗感染,局部消毒三黄膏外敷后,患者症状未见明显缓解,故急诊拟"蜘蛛咬伤"收治入院。既往无心脑血管等疾病史,否认手术、肝炎、结核等病史。否认药物食物过敏史。

查体 左小腿腘窝内侧旁可见紫红色瘀斑,约 2 cm×3 cm(见本书后彩色插页,图 6 - 13 - 1),局部压痛强阳性,肿胀灼热感明显,伴四肢麻木感,肌力正常,活动不受限。双侧瞳孔等大等圆,对光反射可。

辅助检查　血常规：WBC 7.0×10^9/L,CRP:15.0 mg/L,Hb 107/L,凝血功能、肝肾功能、心肌酶谱未见明显异常。心电图无殊。

诊断　蜘蛛咬伤。

中医辨证　风火毒证。

鉴别诊断　根据患者被咬的时间地点环境结合临床症状可明确诊断，与毒蛇咬伤、蜂蜇伤等相鉴别。

治疗　予地塞米松磷酸钠10 mg静滴,抗炎、抗毒素反应,予奥美拉唑钠静滴护胃,予磺苄西林钠抗感染,予地奥司明片退肿,予清热散结片清热解毒,予地氯雷他定片抗过敏,局部消毒后予黄连素液湿敷清热解毒消炎。

治疗后,患者头晕恶心四肢麻木缓解,局部疼痛减轻。2天后激素减半,继续抗炎护胃退肿治疗。患者伤口处换药无渗出、结痂,疼痛减轻。5天后患者复查指标无异常,症状好转出院。

分析讨论

蜘蛛种类繁多,属节肢动物门,蜘蛛纲、真蜘蛛目,毒蜘蛛大多数有毒螯及毒腺,毒腺分泌毒液从螯肢经皮肤的咬伤处进入人体,毒液中含有蛛毒溶血素,神经毒素和组织毒素,产生局部或全身的中毒症状。

从咬伤伤口看,一般类似血循毒症状,表现为局部肿痛、瘀斑、水疱或血疱,组织坏死和淋巴管炎等,从全身症状来看,多类似神经毒症状,蜘蛛咬伤1～4 h时出现头晕、眼花、视物模糊,眼睑下垂,咽部异物感,声嘶失语,胸闷气促,严重者出现呼吸麻痹,各种神经反射消失等。

糖皮质激素早期应用不但可减轻全身及局部中毒症状,并可抑制过敏和应激反应。咬伤后伤口处易继发细菌感染,可进一步加重皮损坏死和溃疡。因此,需使用敏感的抗生素。葡萄糖酸钙可抑制机体发生变态反应。药物治疗的效果与就诊时间密切相关,越早就诊,恢复越快。除对症治疗外,抗蜘蛛毒素是治疗蜘蛛中毒的特效药,但目前无特效的抗毒蜘蛛血清,有人用抗蝮蛇蛇毒血清替代有效。

对于重症蜘蛛咬伤采用中西医结合辨证治疗,收效较快,不但可减轻大量使用激素的不良反应,而且缩短病程,减少后遗症。在毒虫咬伤(蜘蛛、蜈蚣、蛇等)方面,中西医结合治疗的优势值得进一步研究、探索和总结。

徐祖青五毒灵药粉外敷治蝮蛇咬伤患肢肿胀

　　毒蛇咬伤是目前临床上比较常见的一种灾害性、外伤性疾病，大多发生于夏秋两季。毒蛇的毒牙咬破患者皮肤后，将其毒液释放进入机体，从而导致局部和全身出现中毒。据调查，国内每年被毒蛇咬伤的患者有 10 万余人，较为常见的影响是患者丧失劳动能力，发生率高达 25％～30％，致死率也不低，为 5％～10％。

　　江浙地区因其独特的气候环境和地理条件，成为毒蛇咬伤的高发地带，宁波市中医院皮肤科作为浙东地区的蛇伤救治中心，每年救治蛇咬伤患者近 600 例，采用中西医结合的方法治疗，疗效确切，在当地及周边城市享有较高的声誉。生活在宁波市的毒蛇主要有蝮蛇、尖吻蝮、原矛头蝮、眼镜蛇、竹叶青蛇、银环蛇等，当中占比最多的是蝮蛇，其也是我国分布最广的一种毒蛇。蝮蛇咬伤的一次放毒量为 45 mg～150 mg，而致人死亡的毒素只需 25 mg，因此，我们需及时、正确抢救蝮蛇咬伤患者。蝮蛇咬伤后，主要表现为患肢迅速肿胀及疼痛，或伴有皮肤瘀斑、血疱，肿痛可逐渐扩散至整个肢体，甚至同侧胸腹部，导致肢体功能受限，严重者会发生组织缺血、溃烂、骨筋膜室综合征、致残等并发症。全身症状有头晕、视物模糊不清、眼睑下垂无力抬起，也有部分患者出现胸闷、呼吸窘迫、烦躁、少尿、无尿、昏迷等严重反应。目前，抗蝮蛇毒血清是唯一治疗蝮蛇咬伤的特效解毒药，但研究表明，血清只能中和游离的毒素，对已经与机体结合的毒素没有效果，对毒素引起的炎症反应也无法减轻，因此较多患者积极治疗后肢体仍会继续肿胀甚至难以消退，严重影响了患者的工作和生活。

中药外敷能有效改善毒蛇咬伤引起的肿胀,这在临床上已达成共识。宁波市中医院的"徐祖青五毒灵药粉",使用菊花水调和后,外敷治疗毒蛇咬伤患肢,使用简便,减轻肿痛疗效显著,缩短了治疗疗程,且未有不良反应发生,深受广大患者的欢迎。徐祖青老先生是浙东著名蛇医,善治五毒(蛇、犬、虫、戈、疡毒),尤其擅长治疗蛇伤,经过多年行医经验研制出"五毒灵药粉"。五毒灵药粉疗效确切,但是未有前瞻性数据支持,因此本研究通过科学的临床研究方法证明其疗效,以便更好地传承徐老的蛇伤医术,发挥中医学的优势。

搜索相关文献发现,此类研究以临床观察为主,鲜有机制及机理的深入研究及分析。我们通过大量文献检索及根据本单位多年的临床经验发现横纹肌损害相关因子血肌红蛋白和炎症因子血淀粉样蛋白 A 在蝮蛇咬伤后会明显上升,随着肿胀减轻,指标逐渐下降,因此,通过观察这两个指标的数值变动来说明五毒灵药粉对其水平的影响,初步探讨五毒灵药粉治疗肢体肿胀的可能作用机制,同时观察五毒灵药粉外用的安全性,以便推广应用于毒蛇咬伤患者。

临床研究

1. 资料及标准

一般资料　选取宁波市中医院皮肤科从 2020 年 12 月至 2021 年 11 月住院诊治的蝮蛇咬伤病患,共计 60 例。研究均取得患者知情同意,本通过本院伦理委员会的审核。

分组方法　将符合本次临床研究条件的蝮蛇咬伤病患按照在我科住院的前后次序依次排号 1～60。然后这 60 人次按照随机数字表随机分成两组,治疗组为徐祖青五毒灵药粉外敷组,对照组为常规换药组,两组各有 30 位病患。

西医诊断标准　参考覃公平主编的专著《中国毒蛇学》及

《2018 年中国蛇伤救治专家共识》，蝮蛇咬伤：①局部症状：一般清晰可见 2 个深且粗的牙痕，偶尔也可碰到 1 个、3 个或者 4 个齿痕，局部肿胀、刺痛显著，并呈进行性加重及向周围组织蔓延，周围皮肤出现水、血疱，瘀斑。②全身症状：咬伤后 1 至 6 小时左右患者出现全身性中毒表现如视物模糊不清、眼睑下垂无法抬起、张口困难、全身肌肉酸胀疼痛不适、四肢无力、呼吸困难、皮下或者内脏出血等。

中医诊断标准　参考李曰庆和何清湖主编的书籍《中医外科学》及《毒蛇咬伤中医诊疗方案专家共识（2016 版）》，风火毒：咬伤处牙痕粗大，局部肿痛明显，伴有皮下青紫，水疱，血疱，溃烂。全身症状主要是视物不清、复视、眼睑下垂无力抬起、头晕头痛、发热畏寒、恶心呕吐腹泻、四肢抽搐、呼吸不畅等。舌脉：舌质红苔黄，脉数。

纳入标准　①符合诊断标准，明确蝮蛇咬伤（患者确定看清蛇，拍照或将蛇带至医院由我科医生认定为蝮蛇），咬伤时间在 8 小时之内，咬伤部位在四肢，入院前均未经过任何治疗及处理；②年龄在 15 岁～75 岁；③充分理解同意并自愿签订知情同意书，且严格遵守本次治疗方案者。

排除标准　只要存在以下情况中的任何一条就予以排除：①合并严重的心脑肝肾疾病患者，糖尿病等代谢性疾病患者，未控制良好的精神疾病患者、自身免疫性疾病患者以及正患有传染性疾病者；②妊娠期或者哺乳期妇女；③对抗蛇毒血清过敏未完成常规解毒治疗及发生迟缓型血清者；④自行处理伤口及用其他药物治疗本病者；⑤双下肢不对称、畸形者，肢体严重溃烂及感染者；⑥患者正患有严重的皮肤病或对本次临床研究中所用的药物有过敏反应者。

脱落和剔除标准　①研究观察过程中发现顺从性不佳或者资料收集不齐全等，会影响研究结果判定者；②研究观察过程中主动申请退出或者无法坚持研究者；③研究观察过程中出现严重的心脑血管并发症，局部严重感染、溃烂等病情变化者；④研究观察过程中发现患者隐瞒既往病史，不符合纳入标准者；⑤研究观察过程中发生严重的不良反应，不合适继续进行研究者。

2. 治疗方法

（1）治疗组

系统治疗同对照组，局部治疗改为徐祖青五毒灵药粉用菊花水调至糊状后置黄纸上，涂约 2 mm 厚度，范围应能覆盖全部肿胀区域为准，再贴敷患肢，外缠绷带固定，换药每日一次。五毒灵药粉的药物组成是黄连、黄柏、大黄、生山栀、夏枯草、半枝莲等。如创面出现糜烂、溃疡、坏死，切不可外用五毒灵药粉。

（2）对照组

采取本科室蝮蛇咬伤临床路径的常规西医治疗方案，参照《中医外科学》制定如下。系统治疗：抗蝮蛇毒血清 12 000 U（上海赛伦生物技术有限公司，国药准字 S10820180）用 10％葡萄糖注射液 500 mL 稀释后加入地塞米松 10 mg 缓慢脱敏滴注；左氧氟沙星针 0.4 g，每日 1 次静滴（扬子江药业集团有限公司，国药准字 H20060026）；地奥司明片一次 2 粒，每日 2 次口服（南京正大天晴制药有限公司，国药准字 H2008471）；破伤风人免疫球蛋白 250 U，临时肌注一次（华兰生物工程重庆有限公司，国药准字 S20153006）。局部治疗：患处碘伏消毒，依沙吖啶棉垫外敷，换药日一次。如果局部有水疱、血疱先行抽疱处理。

两组患者的治疗疗程均为 7 天，并继续随访 2 周，如果患者已出院，嘱门诊随诊，必要时电话随访。

3. 疗效评定

患肢肿胀程度评分　将每一位患者入院时患肢肿势最严重处用黑色签字笔做上标记，在对侧肢体同处也做上标记，用塑料卷尺分别测量患肢及健肢标记处的周径，将两侧肢体周径的差值来表示患者的肿胀程度。每位患者采用同一个卷尺测量，每次测量需两次，精确至 1 mm，然后取两次数值的平均值。如果两次测量数据相差明显者需测量第三次。同时观察并随访记录这 60 位患者患肢肿胀完全消失所需要的时间，即从入院时开始计算，直到患肢与健肢周径差为 0 时所需的时间，以天为计量单位。

所有蝮蛇咬伤患者在入院时即刻及治疗后 1 d、6 d 抽静脉血检测 MYO 和 SAA 这两项指标，记录数值并将不同时段的结果在两组间进行对比。所有化验均是由宁波市中医院检验科来完成的。血 MYO 的参考范围是 $0.0 \sim 69.0 \, \mu g/L$；SAA 的参考范围是 $0.0 \sim 10.0 \, mg/L$。数值高于参考范围的最大值视为阳性（指标异常升高以↑来显示）。

4. 统计学方法

采用 SPSS 23.0 软件对所有数据进行统计及分析。计量资料使用均数±标准差($\bar{x} \pm s$)来表示，倘若满足正态分布则组间比较选用独立样本 t 检验方法，组内比较选用配对样本 t 检验方法，倘若不满足正态分布则选用非参数检验方法，计数资料选用卡方检验方法，如果 $P < 0.05$ 则认定差异有统计学意义，如果 $P < 0.01$ 则认定差异显著。相关性分析使用斯皮尔曼(S)相关性分析法。

5. 研究结果

(1) 治疗组与对照组性别比较

两组患者的男女性别进行皮尔逊卡方检验，$P = 0.793 > 0.05$，认定差异无统计学意义，两组具有可比性。具体见表 6-14-1。

表 6-14-1　两组患者性别比较(例)

组别	人数	性别	
		男	女
治疗组	30	17	13
对照组	30	18	12
P 值		0.793	

（2）治疗组与对照组年龄比较

两组患者的年龄经过独立样本 t 检验，$P=0.560>0.05$，认定差异无统计学意义，两组具有可比性。具体见表6-14-2。

表6-14-2　两组患者年龄比较（周岁）

组别	人数	最小值	最大值	平均值
治疗组	30	19	74	47.37±11.50
对照组	30	16	72	49.17±12.25
p 值				0.560

（3）治疗组与对照组咬伤时间比较

两组患者的咬伤时间经过独立样本 t 检验，$P=0.436>0.05$，认定差异无统计学意义，两组具有可比性。具体见表6-14-3。

表6-14-3　两组患者咬伤时间比较（小时）

组别	人数	最小值	最大值	平均值
治疗组	30	0.8	5	2.63±0.96
对照组	30	1	4	2.45±0.78
P 值				0.436

（4）治疗组与对照组咬伤部位比较

根据纳入标准，本次研究选取的是蝮蛇咬伤四肢的患者。两组患者的咬伤部位（上肢、下肢）进行卡方检验，$P=0.292>0.05$，认定差异无统计学意义，两组具有可比性。具体见表6-14-4。

表6-14-4　两组患者咬伤部位比较（例）

组别	人数	咬伤部位	
		上肢	下肢
治疗组	30	10	20
对照组	30	14	16
P 值		0.292	

（5）治疗组与对照组病情分级比较

患者的病情分级参考《2018年中国蛇伤救治专家共识》的临床严重度简易评估法。轻度患者只有局部症状，无全身反应，主要是患处肿痛、瘀血，且肿胀是没有进行性加重的；中度患者局部肿胀是进行性加重并蔓延的，伴有全身反应和（或）化验检查结果异常；重度患者可表现为呼吸困难窘迫、昏迷等神经系统障碍和（或）出现休克表现及血流动力学不平稳等。两组患者病情分级比较因有个单元格数字为 0，故不能行皮尔逊卡方检验，进行 Fisher 精确检验，$P=0.706>0.05$，认定差异无统计学意义，两组具有可比性。具体见表 6-14-5。

表6-14-5　两组患者病情分级比较(例)

组别	人数	病情分级		
		轻度	中度	重度
治疗组	30	0	27	3
对照组	30	1	25	4
P 值			0.706	

（6）治疗组与对照组肿胀程度比较

入院时两组患者的肿胀程度组间比较，经过独立样本 t 检验，$P=0.86>0.05$，认定差异无统计学意义，两组具有可比性。治疗后 1 d 两组患者的肿胀程度均加重，组间比较，经过独立样本 t 检验，$P=0.80>0.05$，认定差异无统计学意义。治疗后 3 d 组内比较，治疗后 3 d 与治疗后 1 d 经过配对样本 t 检验，两组 $P=0.000<0.05$，认定两组组内比较差异具有统计学意义，即治疗组与对照组肿胀程度均好转；组间比较，治疗后 3 d 两组患者的肿胀程度经过独立样本 t 检验，$P=0.036<0.05$，认定差异具有统计学意义，即治疗组的肿胀好转程度优于对照组。治疗后 6 d 组内比较，治疗后 6 d 与治疗后 3 d 经过配对样本 t 检验，两组 $P=0.000<0.05$，认定两组组内比较差异具有统计学意义，即治疗组

与对照组肿胀程度均进一步好转；组间比较，治疗后6 d两组患者的肿胀程度经过非参数检验，$P=0.006<0.01$，认定两组具有显著差异，即相比对照组，治疗组的肿胀好转程度更为明显。具体见表6-14-6。

表6-14-6　两组患者在入院时、治疗后1 d、3 d、6 d的肿胀程度比较(cm)

组别	人数	入院时	治疗后1 d	治疗后3 d	治疗后6 d
治疗组	30	1.74 ± 0.68	2.37 ± 0.88	1.22 ± 0.72	0.39 ± 0.38
对照组	30	1.78 ± 0.73	2.31 ± 0.85	1.63 ± 0.76	0.71 ± 0.46
P 值		0.86	0.80	0.036	0.006

(7) 治疗组与对照组肿胀完全消退时间比较

两组患者肿胀完全消退时间经过非参数检验，$P=0.007<0.01$，认定具有显著差异，即治疗组的肿胀完全消退天数是明显短于对照组的。具体见表6-14-7。

表6-14-7　两组患者肿胀完全消退时间比较(天)

组别	人数	肿胀完全消退时间
治疗组	30	7.00 ± 1.72
对照组	30	8.33 ± 1.77
P 值		0.007

(8) 治疗组与对照组MYO值比较

入院时两组患者的血MYO值经过非参数检验，$P=0.442>0.05$，认定差异无统计学意义，两组具有可比性。治疗后1 d两组患者的血MYO值经过非参数检验，$P=0.976>0.05$，认定差异无统计学意义。治疗后6 d两组患者的血MYO值经过独立样本t检验，$P=0.000<0.01$，认定具有显著差异，即治疗组的血MYO下降程度优于对照组。具体见表6-14-8。

表6-14-8 两组患者在入院时、治疗后1d、6d的血MYO值比较(μg/L)

组别	人数	入院时	治疗后1d	治疗后6d
治疗组	30	131.52±109.88	428.76±364.13	46.08±14.18
对照组	30	107.37±68.53	406.39±356.22	62.91±16.53
P值		0.442	0.976	0.000

（9）治疗组与对照组SAA值比较

入院时两组患者的SAA值经过非参数检验，$P=0.842>$0.05，认定差异无统计意义，两组具有可比性。治疗后1d两组患者的SAA值经过非参数检验，$P=0.739>0.05$，认定差异无统计学意义。治疗后6d两组患者的SAA值经过非参数检验，$P=$0.033<0.05，认定差异具有统计学意义，即治疗组的SAA下降程度优于对照组。具体见表6-14-9。

表6-14-9 两组患者入院时、治疗后1d、6d的SAA值比较(mg/L)

组别	人数	入院时	治疗后1d	治疗后6d
治疗组	30	44.06±42.79	71.07±68.52	4.58±2.78
对照组	30	39.70±33.97	63.93±59.73	7.33±5.35
P值		0.842	0.739	0.033

（10）肢体肿胀程度与血MYO及SAA值的相关性分析

根据散点图（详见本书后彩色插页，图6-14-1，图6-14-2）初步判定，本次研究中患者肢体肿胀程度与血MYO及SAA值有一定的正相关性，采用斯皮尔曼相关性分析提示相关系数分别为0.854和0.869，相关性是明显的。具体见表6-14-10。

点图（详见本书后彩色插页，图6-14-1、图6-14-2）初步判定，本次研究中患者肢体肿胀程度与血MYO及SAA值有一定的正相关性，采用斯皮尔曼相关性分析提示相关系数分别为0.854和0.869，相关性是明显的。具体见表6-14-10。

表 6 - 14 - 10 肢体肿胀程度与血 MYO 及 SAA 值的相关性分析

斯皮尔曼的 Rho		MYO 值	SAA 值
肢体肿胀	相关系数	0.854	0.869
	显著性(双尾)	0.000	0.000
	N	180	180

分析讨论

徐祖青五毒灵药粉配方是黄连、黄柏、大黄、生山栀、夏枯草、半枝莲等药物。方中黄连、黄柏、大黄清局部热毒与湿邪,蛇毒侵入气血,游溢四肢百骸,生山栀可清上中下三焦之热毒,夏枯草、半枝莲清热散结。外敷患处清凉舒适,患者乐于接受。

大黄性寒、味苦,归脾、胃、大肠、肝、心包经,具有泻下攻积、清热泻火、解毒疗疮、凉血祛瘀的作用。药理研究表明,大黄含有蒽衍生物类、鞣质类、苷类化合物、蛋白质以及有机酸类和挥发油类等许多有效成分,具有抗击病毒、抑制细菌、抗击炎症、降低疼痛以及调节脾胃功能、肾脏功能、调控血液系统、改善新陈代谢等功效。大黄外用同样能够清热解毒、散瘀消肿止痛。

黄连和黄柏性寒、味苦,是中医常用的对药,前者归心、脾、胃、肝、胆、大肠经,后者归肾、膀胱经,均具有清热燥湿、泻火解毒的作用。药理研究表明,两者的主要成分都是生物碱,黄柏具有抗菌、抗炎、解热、抗溃疡、抗癌、降血糖、调节心血管系统及免疫系统等功效;黄连具有抗病原微生物、降血糖、降压、抗癌、调节消化系统及心脑血管疾病和血液系统等功效。四黄散常外敷用于治疗蛇伤,其主要成分就有黄连、黄柏等,起到抗菌消炎、促进肿胀减轻等作用。

生山栀性寒、味苦,归心、肝、肺、胃、三焦经,可以泻火除烦、凉血解毒、清热利尿。现代药理学研究显示,栀子有效化学成分繁杂,不仅含环烯醚萜类,还有二萜类以及黄酮类与有机酸酯类等。

其中环烯醚萜苷类化合物栀子苷能够抗菌、抗病毒、抗氧化以及调节免疫功能等，主要考虑还是通过调节控制信号通路，降低各种炎症因子及炎症递质的再生，维持促炎细胞因子和抗炎细胞因子两者之间的平衡和促进多种免疫细胞的活化而发挥功能的。生山栀外用能够抗微生物、抗炎、解毒、消肿、止痛等。

夏枯草性寒，味辛、苦，归肝经和胆经，具有良好的清热泻火、散结明目的功效。现代研究显示，夏枯草有效成分具有良好的抑菌能力，如抑制金黄葡萄球菌、大肠杆菌、青霉及黄曲霉；它还有抗病毒的能力，机制是其可妨碍病毒复制以及阻止细胞病变等。夏枯草外用可治疗各种外伤如跌打伤、刺伤等，因此在蛇咬伤治疗中夏枯草也常被使用。

半枝莲性寒，味辛、苦，归肺、肝、肾经，是一味清热药物，具有清热解毒、活血祛瘀、利尿消肿的作用。药理研究表明，半枝莲可以分离出萜类、黄酮类以及多糖类和挥发油类等有效成分，具有抑制细菌、抗病毒、抗氧化、调控免疫系统等许多功效。半枝莲外用能够清热解毒、散瘀止痛以及消无名肿毒。《外科正宗》中就有记载用半枝莲内服及外用治疗毒蛇咬伤。

调和用的菊花水性凉，味苦、辛，归肺、肝经，具有疏散风热、消肿解毒的作用。现代药理证明，菊花含有黄酮类、萜类和挥发油及多糖等各种成分，具有抗菌、抗炎、止痛、抗氧化和保护心脏等多种功效。较多文献表明，菊花有明确的外用治疗功能，可以解毒消肿。

全方具有清热燥湿，解毒消肿散风之功效，与毒蛇咬伤风火毒局部皮肤损害的病变相符合，从而能够减轻肢体肿胀，减少局部溃疡等坏死；此外，本方能抑制各种细菌生长，降低局部感染发生率，从而减少抗生素的使用等。根据本次临床研究结果，治疗组和对照组在治疗后 3 d、6 d 肿胀程度分别进行组间对比显示，差异具有统计学意义；且肿胀完全消退时间治疗组是明显短的，说明徐祖青五毒灵药粉外敷具有促进蝮蛇咬伤患者肢体肿胀消退作用。两组患者在治疗后 3 d、6 d 血 MYO 和 SAA 水平均下降，然而治疗组降低程度是优于对照组的,差异具有统计学意义,说明徐祖青五毒灵药粉能有效降低血 MYO 和 SAA 水平,具有促进骨骼肌恢复,减轻炎症反应的作用,从而达到利于患肢肿胀消退的目的。但是徐祖青五毒灵药粉促使两者水平下降的具体作用机制尚不明确,有待进一步研究。

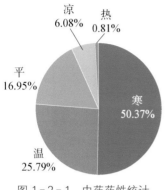

图 1-2-1 中药药性统计

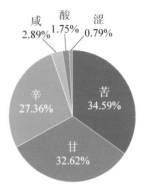

图 1-2-2 中药药味统计

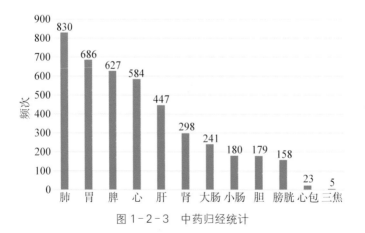

图 1-2-3 中药归经统计

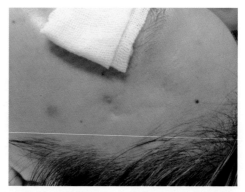

图 2-7-1　病例 1　患者痤疮后凹陷性瘢痕
　　　　　形成三个月,第一次治疗前状态

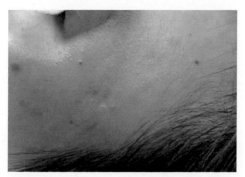

图 2-7-2　病例 1　患者第五次治疗前状态

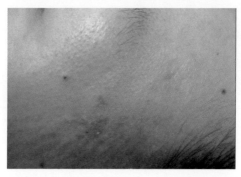

图 2-7-3　病例 1　患者第六次治疗前基本平复

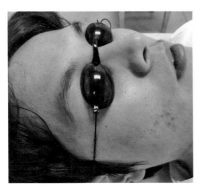 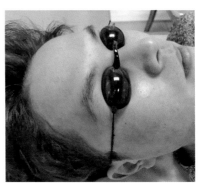

图2-7-4　病例2　患者痤疮后凹陷
性瘢痕形成1年,第一次
治疗前状态

图2-7-5　病例2　患者第六次治疗
后部分凹陷平复,大部分
变浅

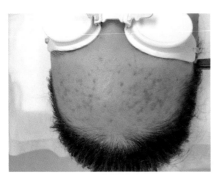 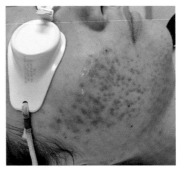

图2-7-6　病例3　患者痤疮后红印、凹陷性瘢痕形成4个月,第一次治疗
前状态

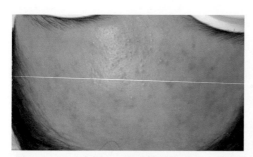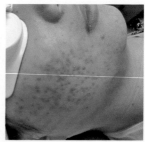

图 2 - 7 - 7　病例 3　患者第六次治疗后,红斑减退,大部分凹陷变浅

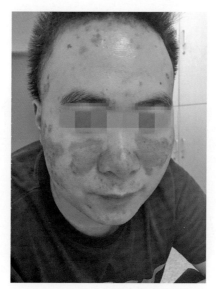

图 6 - 12 - 1　患者面部表现

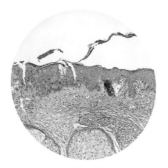

图 6 - 12 - 2　病理所示 1

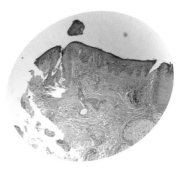

图 6 - 12 - 3　病理所示 2

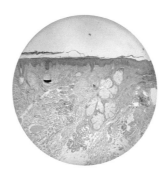

图 6 - 12 - 4　病理所示 3

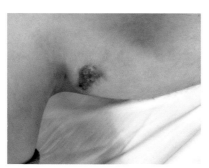

图 6 - 13 - 1　蜘蛛咬伤患者左小腿腘窝
内侧旁紫红色瘀斑

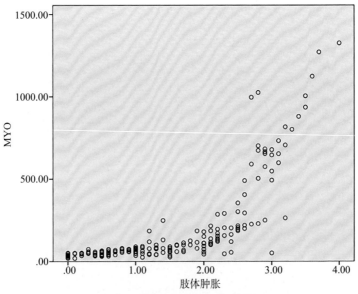

图 6-14-1 肢体肿胀与 MYO 值的散点图

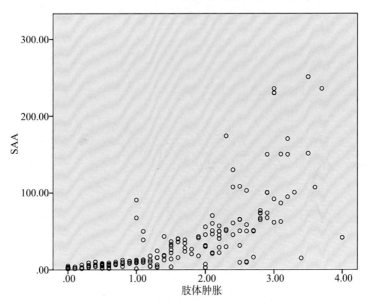

图 6-14-2 肢体肿胀与 SAA 值的散点图

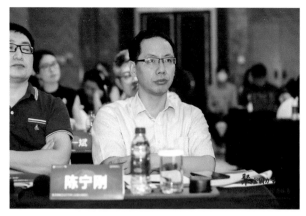

宁波市医学会皮肤病学分会年会现场

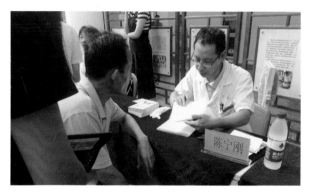

义诊现场

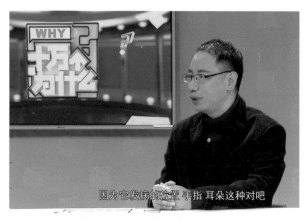

录制宁波电视台《十万个为什么》节目

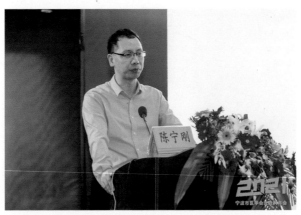

宁波市医学会皮肤病学分会年会发言①

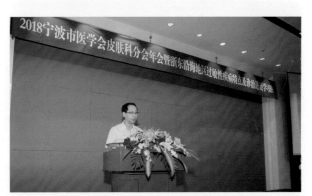

宁波市医学会皮肤病学分会年会发言②

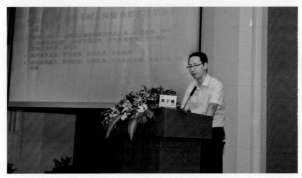

宁波市医学会皮肤病学分会年会发言③